KB108542

우리가 몰랐던 뇌의 비밀들

우리가 몰랐던 뇌의 비밀들

발행일	2021년 6월 4일			
지은이	최완섭, 이영미			
펴낸이	손형국			
펴낸곳	(주)북랩			
편집인	선일영	편집	정두철, 윤성아, 배진용, 김현아, 박준	
디자인	이현수, 한수희, 김윤주, 허지혜	제작	박기성, 황동현, 구성우, 권태련	
마케팅	김회란, 박진관			

출판등록 2004. 12. 1(제2012-000051호)
주소   서울특별시 금천구 가산디지털 1로 168, 우림라이온스밸리 B동 B113~114호, C동 B101호
홈페이지 www.book.co.kr
전화번호 (02)2026-5777   팩스   (02)2026-5747

ISBN   979-11-6539-798-2 03510 (종이책)   979-11-6539-799-9 05510 (전자책)

잘못된 책은 구입한 곳에서 교환해드립니다.
이 책은 저작권법에 따라 보호받는 저작물이므로 무단 전재와 복제를 금합니다.

(주)북랩 성공출판의 파트너

북랩 홈페이지와 패밀리 사이트에서 다양한 출판 솔루션을 만나 보세요!

홈페이지 book.co.kr • **블로그** blog.naver.com/essaybook • **출판문의** book@book.co.kr

작가 연락처 문의 ▸ ask.book.co.kr

작가 연락처는 개인정보이므로 북랩에서 알려드릴 수 없습니다.

베일에 가려진 뇌의 작동 메커니즘 총정리

우리가 몰랐던 뇌의 비밀들

최완섭, 이영미 지음

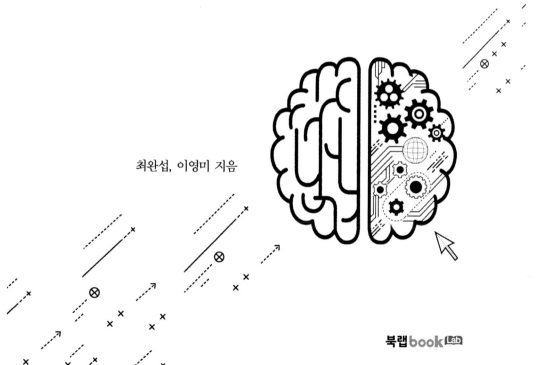

북랩 book Lab

　뇌 연구는 뇌의 신비를 밝혀내 인간의 물리적, 정신적 기능을 심층적으로 탐구하는 분야로 상당히 오랫동안 이루어져 왔다. 특히 뇌를 이해하기 위해서는 분자 단계로부터 행동 및 인지 단계에 이르기까지 다양한 정보의 통합이 요구되고 있다. 이러한 이유 때문에 신경과학, 심리학, 물리학, 전산학, 공학, 수학 등의 학제 간 협력을 통한 뇌 연구가 폭발적으로 증가하면서 사회적으로 뇌에 대한 관심이 높아지고 있다. 그러나 보편적으로 많은 일반인들은 "평생 동안 뇌의 10%만 사용한다"는 오해를 하고 있다고 한다.

　뇌에 대한 올바른 이해, 그리고 과학적 소양인 창의성과 상상력은 과학적 탐구의 산물로 가득 찬 현대사회에서 살아가는 우리에게 꼭 필요한 도구이다. 따라서 이 책은 학생부터 일반인까지 누구나 뇌에 대한 올바른 이해와 흥미를 가질 수 있도록 관심 주제별로 분류하고 이해하기 쉽게 풀어 설명하였다.

　이 책에는 사랑에 빠진 연인들이 뇌에서 분비되는 사랑의 물질을 연구하는 과학자, 좋은 일이 생긴다는 생각이 만드는 뇌의 변화를 연구하는 과학자, 하루만 지나면 기억이 초기화되는 그녀에게 날마다 고백하는 남자의 슬픔을 연구하는 과학자, 신경세포에 섬광이 스쳐가듯 충격파가 지나가며 복잡한 시간적, 공간적 무늬를 짜 넣는 과정이 바로 기억이라고 생각하는 과학자의 상상력, 공상 과학소설 속에서나 등장하는 기억 이식에 대한 연구를 하고 있는 과학자의 창의성 등 수많은 과학자들의 이야기가 포함되어 있다.

이들의 연구는 뇌의 복잡성에 비해 아직은 너무 미약하다. 그러나 과학철학자 쿤이 "과학의 발전은 혁명적인 어떠한 사건을 계기로 급진적으로 이루어진다"고 하였듯이 이들의 연구는 미래사회를 선도하고 삶의 질을 혁신할 것으로 기대된다.

필자는 여러 학술 행사와 저널을 통하여 과학자들의 연구에 대한 이야기를 접할 수 있었다. 또한, 그들과 개인적인 대화를 통해 그들의 연구에 더 깊은 관심을 가지게 되었고 이를 계기로 이 책을 구상하게 되었다. 이 책을 쓰는 동안 그들의 생각과 열정을 간접적으로 경험할 수 있는 좋은 기회를 가질 수 있어서 매우 행복한 시간이었다.

A la cama no te irás sin saber una cosa más

최완섭, 이영미

Ⅱ 뇌는 새로움을 원해

Ⅲ 뇌 안에서는 어떤 일이

Ⅳ 뇌는 청소도 필요해

I

앗, 뇌가 보이네

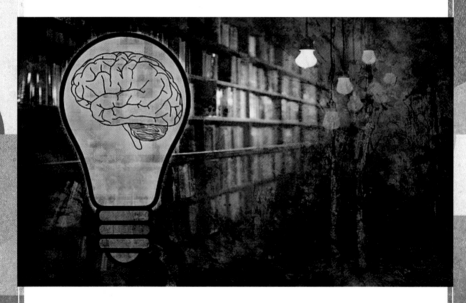

사랑에 빠진 연인들의 뇌에서는 도파민이 마구 분비돼

외과용 파피루스

건강한 몸과 마음에 대한 관심이 날로 높아지면서 사회적으로 뇌에 대한 관심이 높아지고 있다. 뇌에 대한 관심과 과학 기술의 급속한 발전에 힘입어 뇌 영상, 뇌 영역 간 네트워크 및 뇌의 신경 전달물질 해독을 통해 뇌를 이해하는 데 큰 성과가 있었다. 지난 10년간 얻어진 뇌 연구 결과는 그 전 1세기 동안 연구된 결과보다 많다고 한다.

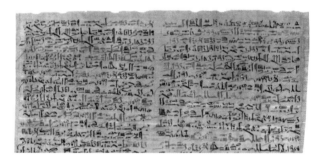

뇌에 대한 최초의 연구는 고대 이집트로 거슬러 올라간다. 이집트인들은 미라를 만들 때 심장과 기타 내부 장기는 몸에 다시 넣

거나 항아리에 넣어 옆에 보관하였다. 그러나 뇌에 대한 지식이 부족했던 그들은 뇌는 필요 없는 부분이라고 생각해 콧구멍으로 파내어 버렸다. 그럼에도 불구하고 이집트의 의사 임호테프(Imhotep)가 썼을 것으로 추정되는 스미스(Smith) 외과용 파피루스는 인류 역사상 최초의 의료 문서로 뇌라는 단어를 사용하는 가장 오래된 기록으로 추정된다.

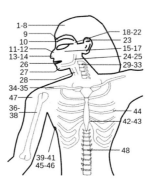

5천 년 전에 쓰여진 논문의 사본으로 알려진 이 책에는 머리의 부상으로 시작하여 몸 아래로 내려가 흉부와 척추까지의 부상과 상처를 48개 사례로 구분하고 있다. 각 사례는 발생한 부상에 대한 소개로 시작하여 검사방법, 진단절차, 임상징후 및 치료방법 순으로 설명하고 있다. 치료방법에는 환자의 질병을 치료할 수 있거나, 치료하기 어렵거나, 치료할 수 없는 것으로 구분하여 설명하고 있다. 특히 이 책에는 두개골을 관통한 상처(사례 1)부터 피부 아래의 두개골에 박힌 상처(사례 8)까지 여러 형태의 뇌 손상 및 합병증에 대한 설명도 기록되어 있다.

그 이후 고대 이집트에서 고대 그리스로 넘어오면서 당시의 과학자들도 뇌에 대한 고민을 꽤 많이 하였다. 특히 뇌의 중요성을 인식한 과학자는 의학의 아버지라 불리는 히포크라테스였다. 기원전 400년경 히포크라테스는 대부분의 특수 기관(눈, 귀, 혀)이 뇌 근처의 머리에 위치하기 때문에 뇌가 감각과 관련될 뿐만 아니라 지능이 뇌에 있다고 하였다. 그러나 이와 같은 히포크라테스의 생각을 당시의 모든 사람들이 받아들인 것은 아니었다.

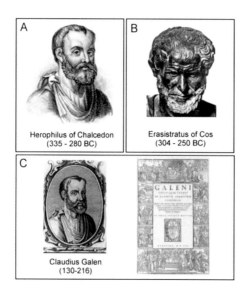

기원전 335년경 아리스토텔레스는 지능과 사고는 심장에서 이루어지고 뇌는 단순히 심장으로부터 나온 피를 식히는 곳이라고 생각하였다. 또한 기원전 170년경 갈레노스(Galenus)는 뇌가 촉각, 미

각, 후각, 시각 및 청각까지 오감의 종결 지점으로 오감의 정보가 뇌의 일부에 의해 처리된다고 가정하였다. 그의 이론은 히포크라테스의 견해를 지지하면서 뇌에 기억 및 사고가 있다는 최초의 제안 중 하나였다. 이후 많은 연구를 통해서 과학자들은 뇌가 사고와 행동을 통제한다는 생각을 하게 되었다.

그러나 인간의 뇌를 과학적으로 생각하기 시작한 사람은 17세기 데카르트(Descartes)였다. 데카르트는 이전의 과학자들과는 달리 실험을 통하여 사람의 몸에는 여러 가지 실, 관, 구멍과 같은 것들이 서로 연결되어 있으며 기계적으로 설명할 수 있다는 생각을 하였다. 또한 사람의 몸을 이루는 물질은 본질적으로 공간적이며 선형 차원성의 특성을 가지고 있다고 하였다. 따라서 적어도 물질은 공간을 차지하면서 높이, 깊이, 길이 또는 이들 중 하나 이상 있으나 정신은 이러한 특성이 없다고 하였다. 그러나 아이러니하게 데카르트는 몸과 정신은 친밀한 관계가 있다는 생각을 버리지 않았다.

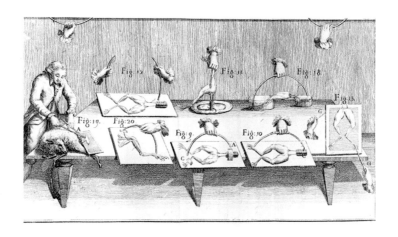

그 후 뇌 연구는 느리지만 꾸준히 발전하였다. 갈바니(Galvani)는 1791년 「전기가 근육운동에 미치는 영향에 관한 논평」을 출판했다. 이 논문에서 갈바니는 신경계에 전기가 자연스럽게 관여하는 실험사례를 설명하였다. 해부된 개구리를 전기 기계 옆 테이블에 놓은 상태에서 우연히 그의 조수가 전기 기계가 불꽃을 내는 동시에 금속 메스로 개구리의 신경을 만졌다. 그때 갈바니는 개구리의 다리 근육이 수축되며 경련이 일어나는 생체 전기현상을 발견하였다. 그는 생체 전기현상에 대해 동물의 뇌에서 전기가 만들어지기 때문에 개구리 다리가 경련을 일으킨다고 생각하였다.

그러나 갈바니와 다르게 볼타(Volta)는 개구리 다리의 경련은 전기적 현상에 불과할 것이라고 생각하였다. 1799년 볼타는 그의 생각을 입증하기 위해 금속 쌍을 산성 용액에 담그고, 잠기지 않은 두 끝을 연결하였다. 이 실험에서 볼타는 전기가 계속 흐르는 것을 발견하였다. 아이러니하게 갈바니의 개구리 다리 실험은 최초의 화학전지를 만드는 직접적인 계기가 되었다.

이후의 전자기학 및 전기공학의 발전은 뇌 연구에 많은 발전을 가져왔다. 1875년 카톤(Caton)은 토끼와 원숭이의 뇌에서 뇌의 활동으로 발생하는 전기신호, 즉 뇌파를 측정하였다. 1890년 백(Beck)은 동물이 빛에 노출되면 뇌파의 주파수가 변하는 것을 발견하였고 이를 통해서 뇌의 활동과 뇌파의 연관성을 알게 되었다. 1924년 실질적인 뇌파 연구의 아버지로 꼽히는 베르거(Berger)가 인간의 뇌파를 처음 기록하며 뇌파 연구는 뇌 연구의 중심으로 떠

오르게 되었다.

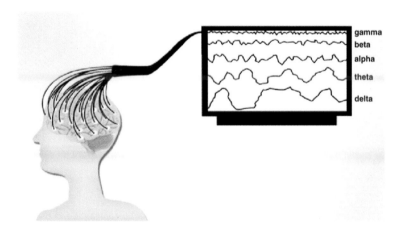

　뇌파는 뉴런에서 일어나는 이온의 움직임으로 만들어지는 전기적인 신호다. 뉴런에 자극이 전달되면 이온 통로가 열리고 이온들의 분포가 바뀌면서 주위에 있는 이온에 전기적인 척력을 가한다. 이러한 움직임이 연쇄적으로 일어나면서 전기신호가 전파된다. 전기신호가 두피에 도달하면 부착된 전극의 전위를 바꾸고 그 결과가 뇌파로 기록된다. 그러나 뉴런 하나의 변화는 그 세기가 너무 미약해 우리가 측정하는 뇌파는 가까운 위치에 모여 있는 수십만 개의 뉴런이 동시에 활성화된 결과로 나타나는 전위의 변화이다.
　이와 같이 뇌 연구는 뇌의 신비를 밝혀내 인간의 물리적, 정신적 기능을 심층적으로 탐구하는 분야로 상당히 오랫동안 이루어져 왔다. 뇌를 이해하기 위해서는 분자 단계로부터 행동 및 인지 단계에 이르기까지 다양한 정보의 통합이 요구되고 있다. 따라서 신경과학, 심리학, 수학, 물리학, 전산학, 공학 등의 학제 간 협력을 통해 뇌 연구가 폭발적으로 증가하고 있지만 여전히 미지의 세계로 남아 있다.

뇌의 특별함

2002년 대학교육을 받은 일반인을 대상으로 실시한 연구에서 대상자의 60%가 "일반인들은 평생 동안 뇌의 10%만 사용한다"라는 말을 믿고 있다는 연구 결과가 나왔다. 그러면, 이런 오해는 어디서부터 시작되었을까? 그리고 오랫동안 사람들의 입에 오르내리게 된 이유는 무엇일까?

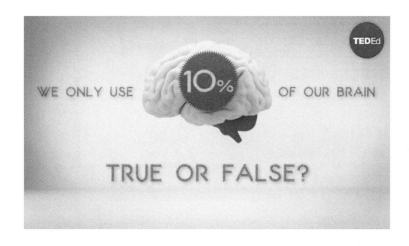

"뇌의 10%만 사용"은 1936년 카네기(Carnegie)의 저서 『인간관계론』에 나오는 "보통 사람들은 잠재된 지적 능력의 10%만을 계발한다고 한다"는 대목으로 거슬러 올라간다. 이 책이 베스트셀러가 되면서 일반인들은 평생 동안 뇌의 10%만 사용한다는 말을 사실처럼 믿게 된 것이다. 뇌의 10%만 사용하는 것이 사실이라면 뇌졸중으로 뇌의 90% 손상을 입은 사람 중에는 후유증이 전혀 없는 사람이 나와야 된다. 그러나 불행하게도 그런 사례를 볼 수 없다. 또한 뇌를 스캔해 보면 사람들은 잠들어 있을 때조차도 뇌의 모든 부분을 항상 사용하는 것으로 나타났다. 즉, 우리는 일상생활 속에서 뇌의 거의 대부분을 사용하고 있는 것이다.

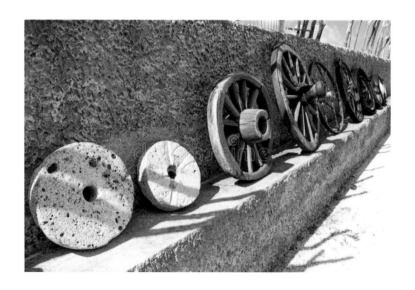

뇌의 놀라운 인지능력 덕분에 바퀴, 문자, 컴퓨터를 발명하였다. 바퀴의 발명으로 인류의 이동 가능 반경은 매우 넓어졌다. 이는 곧 다른 부족, 국가, 문명 간의 교역을 가능하게 하였다. 사실 과학자들은 때때로 인간의 뇌를 "진화의 우뚝 솟은 업적"이라고 부른다. 하지만 정확히 무엇이 우리의 뇌를 그렇게 특별하게 만들었을까? 인간의 뇌가 특별한 이유는 무엇일까? 이 질문에 대답하기는 쉽지 않다.

뇌는 인체에서 가장 크고 가장 복잡한 기관 중 하나로 우리 몸의 활동 대부분을 관리하고 신체 외부와 내부에서 받은 정보를 처리한다. 또한 뇌는 장기 기억, 단기 기억 및 의사 결정을 포함하여 감정과 인지능력을 관장하는 등 인간이 동물과 구별되는 능력을 가지게 한 가장 본질적인 기관이다. 인간의 뇌가 특별한 이유에 대해 잠정적으로 몇 가지는 알려져 있지만 아직 많은 부분이 미지의 세계로 남아 있으며 앞으로 몇 세대 동안 과학자들의 연구 대상이 될 것이다.

03

뇌 성장

우리가 태어났을 때 뇌의 질량은 350g 정도인데 이는 성인 뇌의 25%밖에 되지 않는다. 이후로 뇌는 1년여 동안 1분마다 250,000개의 뉴런이 생성되는 등 놀라운 속도로 성장하여 성인의 뇌 질량과 비슷한 1,000g에 이르게 된다. 그 후로도 뇌의 크기는 몇 년 동안 계속 성장하며 2세가 되면 성인 뇌 크기의 약 80%가 된다. 뇌의 크기가 성장함에 따라 유아는 점점 더 감정을 조절하거나 통제할 수 있게 되고, 활동을 계획할 수 있게 되고, 전략을 세울 수 있게 되고, 더 나은 판단력을 가질 수 있게 된다. 이 성숙은 유아기에 완전히 성취되지는 않고 사춘기에 도달할 때까지 진행된다.

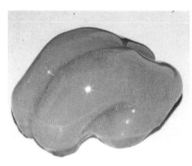
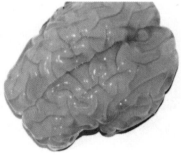

10세에서 25세 사이 뇌는 행동에 중요한 영향을 미치는 변화를 겪는다. 이 시기에 크기는 크게 성장하지 않지만 인지 및 정서적 정보를 처리하는 대뇌피질의 주름은 계속해서 더 복잡해진다.

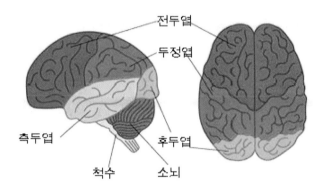

대뇌는 뇌의 90%를 차지하며 뇌에서 가장 큰 부분이다. 대뇌피질은 대뇌의 표면으로, 뉴런들이 모여 있는 곳이다. 그 두께는 위치에 따라 다르지만 1.5~4㎜ 정도이다. 대부분 뇌의 활동은 대뇌피질에서 발생하는데 대뇌피질은 좌우 2개의 반구로 되어 있다. 각 반구는 뇌의 앞부분에서부터 사고와 감정 조절 억제에 관여하는 전두엽, 감각에 관여하는 두정엽, 시각에 관여하는 후두엽이 있고 마지막으로 청각에 관여하는 측두엽이 있다. 특정 영역의 피질이 손상되면 그 영역이 수행하는 기능을 잃을 수 있다. 대표적인 사례로 게이지(Gage)를 들 수 있다. 1848년 폭발사고로 철 막대기가 게이지의 왼쪽 뺨에서 오른쪽 머리 윗부분으로 뚫고 지나가버렸다. 이 사고로 그는 두개골과 왼쪽 전두엽에 심각한 상처를 입었다. 사고 이후 그는 인지 기능 등에서는 별 이상이 없었으나 화를 잘 내는 등 감정적 제어가 잘 되지 않는 모습을 보였다.

그러나 뇌는 생각처럼 완진하게 분리되어 있지 않다. 뇌는 필요에 따라 특정 기능을 다른 영역이 대신 수행하기도 하고, 손상을 복구하기 위해 스스로를 재구성하고 확장하는 놀라운 능력을 가지고 있다.

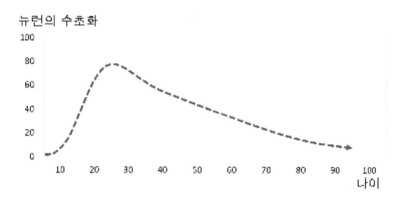

뉴런의 수초화

청소년기부터 계속되는 뇌의 중요한 변화 중 하나는 전두엽 피질에 있는 뉴런의 수초화 및 시냅스 가지치기 증가이다. 이를 통하여 전두엽과 뇌의 다른 영역 사이의 연결이 강화되는데 이러한 변화는 20대 중후반까지 계속된다. 이후 뉴런의 수초화 및 시냅스 가지치기는 완만하게 감소하여 70세 이후에는 20대 후반의 25%가 된다.

04

선언적 기억

친구 집으로 가는 길을 어떻게 기억하는가? 꿈은 어디에서 오는 가? 이 질문들의 답은 뇌 속에 있다. 뇌는 우리가 잠든 상태에서도 몸에서 일어나는 모든 일을 제어하는 등 기억과 꿈, 그 이상을 담당한다. 뇌는 인체에서 가장 크고 가장 복잡한 기관 중 하나로, 함께 작동하는 여러 특수 영역으로 구성되어 있다. 플루랑스(Flou-rens)는 뇌의 주요 부분들이 실제로 각자 다른 기능을 담당한다는 것을 처음으로 설득력 있게 입증하였다.

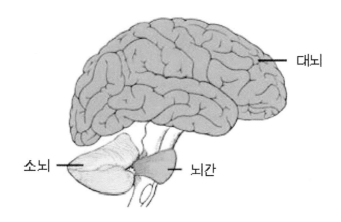

대뇌

소뇌

뇌간

예를 들어 토끼나 비둘기의 대뇌를 제거하자 인식 및 판단 기능이 상실되었다. 또한 소뇌를 제거하자 평형과 운동 기능이 상실되었고 뇌간을 제거하자 얼마 지나지 않아 죽었다. 실험을 통해 플루랑스는 대뇌가 더 높은 인지 기능을 담당하고, 소뇌가 움직임을 조절하고 통합하며, 뇌간은 순환과 같은 중요한 기능을 제어한다고 하였다(French Academy of Sciences, 1822).

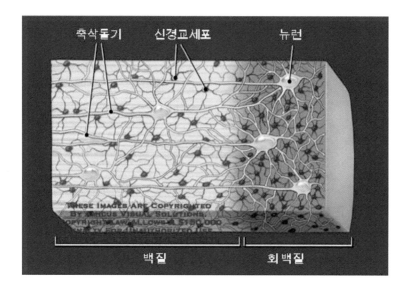

대뇌를 육안으로 살펴보면, 우선 회백질이 있으며, 회백질 사이를 연결하는 백질이 있다. 회백질에는 뉴런이 모여 있어 육안으로 관찰할 때 회색으로 보이는 부분으로 대뇌의 바깥 표면에 분포한다. 이와 반대로 대뇌의 더 깊은 곳은 대부분 신경섬유가 모여 있어 흰색으로 보이는 백질로 되어 있다.

최근 과학자들은 출산한 여성의 대뇌에서 회백질이 줄어든 것을 발견하였다. 다른 사람에 대한 관심이 줄어드는 대신 아기에게만 관심을 집중할 수 있도록 기억력과 사고력 등이 상승하고 있었다. 이를 통하여 과학자들은 대뇌의 회백질이 사회적 인지능력과 관련이 있다고 설명하게 되었다.

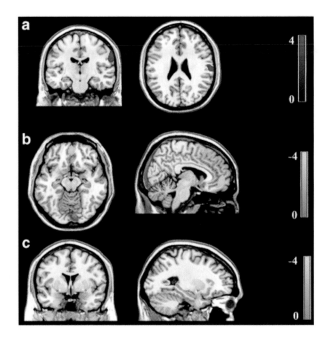

그 후 진행된 장 치우(Jiang Qiu) 등의 연구에서도 유사한 모습을 보였다. 장 치우 등은 혼자 자란 학생과 형제자매들과 함께 자란 학생의 대뇌를 비교하기 위해 303명의 대학생 참가자를 모집하여 학생들의 대뇌를 MRI로 스캔하였고, 그 결과 대뇌의 특정 영역 회

백질 부분의 용량에 큰 차이가 있는 것을 관찰하였다. 혼자 자란 학생이 형제자매들과 함께 자란 학생보다 대뇌의 특정 영역(그림 b, c) 회백질이 작은 것으로 나타났다(Brain Imaging and Behavior, 2017).

이들의 연구를 통해 대뇌는 감각, 지각, 운동, 기술, 상상력, 추리력, 언어능력, 통찰력뿐만 아니라 자율신경계 조절, 호르몬 조절, 항상성 유지 등의 기능과 사회적 상황에 대한 정보를 처리하는 사회적 인지 기능도 있음을 알게 되었다.

뇌의 크기

　뇌의 크기는 나이, 성별 및 전반적인 신체 질량에 따라 다르다. 연구 결과에 따르면 성인 남성 뇌의 무게는 평균적으로 1,336g이며 성인 여성 뇌의 무게는 1,198g이다.

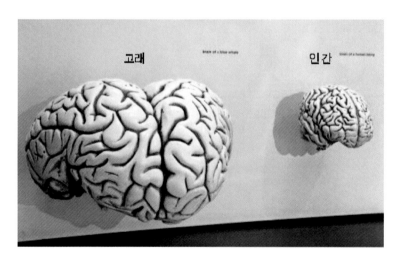

　몸무게가 35~45톤인 향유고래는 인간의 뇌보다 최대 6배나 큰 뇌를 가지고 있는 것으로 알려져 있다. 뇌의 크기로만 본다면 인간

은 향유고래보다 작다. 그러나 뇌의 크기가 작다고 실망할 필요는 없을 것 같다. 예를 들면 소, 양, 기린 등 유제류는 원숭이보다 4~5 배 큰 뇌를 가지고 있지만 인지능력은 원숭이보다 떨어진다. 또한 쥐, 햄스터, 카피바라 등 설치류도 크기가 비슷한 영장류에 비해 성능이 떨어진다. 예를 들어 뇌가 52g에 불과한 꼬리 감는 원숭이가 뇌가 75g인 카피바라에 비해 탁월한 인지능력을 가지고 있다. 이를 통하여 뇌의 절대 크기와 인지능력 사이에는 상관관계가 없는 것으로 나타났다. 따라서 뇌의 크기만을 가지고 인지능력을 기술하기에는 한계를 느낀 과학자들은 뇌를 이루고 있는 세포이자 전기 및 화학 신호에 의해 정보를 저장하고 전송하는 전문 세포인 뉴런의 수에 관심을 가지게 되었다. 많은 과학자들은 인간이 다른 동물에 비해 많은 뉴런을 가지고 있을 것이라는 희망을 가지게 되었다.

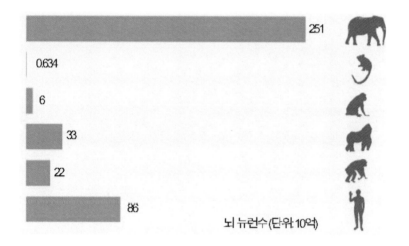

251
0.634
6
33
22
86

뇌 뉴런수 (단위: 10억)

그러나 코끼리의 뇌에 있는 뉴런은 인간의 그것보다 3배나 많다는 것이 실험을 통해 밝혀졌다. 따라서 뉴런의 수만을 가지고 인간의 인지능력을 기술하기에는 또 다른 한계를 느끼게 되었다.

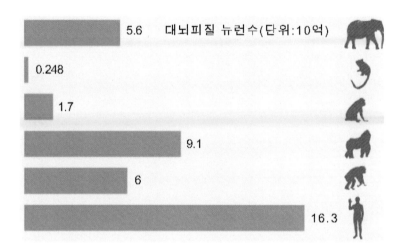

다른 원인을 찾던 과학자들은 인간의 대뇌피질이 다른 동물에 비해 불균형적으로 크다는 것을 알게 되었다. 이를 통하여 과학자들은 대뇌피질에 관심을 가지게 되었다.

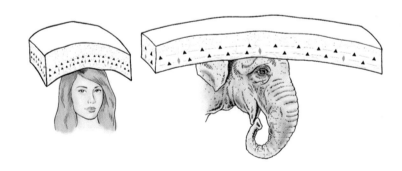

이후 연구를 통하여 인간의 대뇌피질에는 다른 동물에 비해 훨씬 많은 뉴런이 존재하는 것을 알게 되었다. 또한 크기가 큰 동물일수록 대뇌피질에 있는 뉴런의 밀도가 비례적으로 감소한다는 것을 알게 되었다. 즉, 대뇌피질이 높은 인지능력을 담당하고 대뇌피질에 뉴런이 많을수록 행동이 더 복잡해질 수 있다는 것을 알게 된 것이다. 따라서 대뇌피질 뉴런의 수는 인간의 인지능력을 설명하는 중요한 도구가 되었다.

대뇌피질의 뉴런에 관심을 가진 과학자들에게 뇌 전체에 존재하는 뉴런의 수는 뇌 연구에서 중요한 대상이었다. 과학자들은 보편적으로 뇌를 얇게 자른 다음 일부 샘플에서 뉴런을 세어 뇌에 있는 뉴런의 수를 계산하였다. 이러한 연구방법을 통해서 인간의 뇌에는 약 1,000억 개의 뉴런이 포함되어 있다는 것을 알게 되었다. 그러나 이는 뇌의 일부에서만 추정한 추정치를 기반으로 한 결과로 뇌 부위마다 신경세포의 밀도가 다르기 때문에 실제로 뇌에 있는 뉴런의 수와는 차이가 있었다. 후젤(Houzel)은 기증받은 인간 뇌 뉴런의 핵을 유지하면서 세포막을 액화시키는 방법을 개발하였다. 그는 이 방법을 사용하여 인간의 뇌에 있는 뉴런은 860억 개에 가깝다는 것을 발견하였다(MIT Press, 2016).

절차적 기억

플루랑스가 소뇌를 제거한 새는 움직일 수 있지만 균형을 잡지 못하는 것을 관찰한 이후 약 2세기 동안 과학계는 뇌의 뒤쪽에 위치하는 소뇌가 오로지 운동 제어에만 전념한다고 믿었다. 따라서 오랫동안 뇌의 아래에 있는 주먹 크기의 소뇌는 과학자로부터 주목을 받지 못하였다.

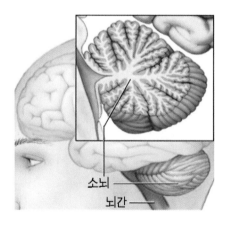

소뇌 ——
뇌간 ——

대뇌 아래에 있고 대뇌피질과 상호 연결된 소뇌는 뇌 전체 용적의 10% 정도에 불과하지만 뇌에 있는 뉴런의 절반 이상이 소뇌에 모여 있다. 소뇌는 매우 단단하게 접힌 구조로 되어 있으며 피질은 쭈글쭈글한 주름으로 이루어져 있는데, 대뇌 반구와는 다르게 거의 평행으로 가로 주름 모양이다. 주름 사이의 홈은 얕은 것이 대부분이지만 곳곳이 아주 깊이 패어 있고, 내부는 나뭇가지 모양으로 갈라져 있다.

소뇌는 움직임, 보행, 자세, 언어 및 운동 등 운동근육의 조정과 제어, 감각, 인지의 통합 등 절차적 기억에 중요한 역할을 담당하는 것으로 알려져 있다. 절차적 기억은 반복된 동적 행위를 통해서 소뇌가 그 동적 행위를 기억하는 것으로, 자전거 타기, 신발끈 묶기, 악기 연주, 키보드 자판을 안 보고 치는 것 등이 여기에 해당한다. 절차적 기억은 의식적 회상에 기반한 것이 아니어서 평소 보지도 않고 손가락만으로 오타 없이 잘 치던 키보드 자판도 의식을 이용해서 찾아낼 때는 어려움을 겪는다.

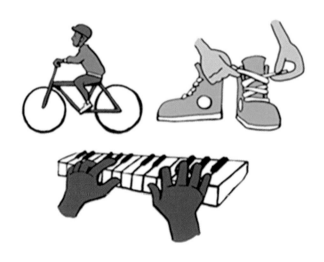

소뇌는 학습된 일련의 동작인 절차적 기억의 저장 외에도 뇌의 다른 곳에서 생성된 동작의 미세 조정에 참여한다. 또한 최근 연구에 따르면 소뇌가 주의력결핍, 과잉행동장애, 정신분열증, 우울장애 및 불안장애 등 많은 정신 장애와 관련이 있음이 밝혀졌다. 따라서 사고, 감각, 정서 등의 인지적 과정에서 소뇌의 역할에 대해 많은 연구가 진행되고 있다.

도파민

　중뇌는 길이가 약 2㎝ 되는 작은 부분으로 전뇌와 후뇌 사이에 있으며 대뇌피질 아래, 뇌간 바로 위에 있다. 뇌의 다른 부분과 마찬가지로 복잡한 신경세포로 이루어진 중뇌는 시각, 청각 및 운동 정보를 수신하고 통합하여 뇌의 다른 영역으로 전달하는 데 중요한 역할을 한다. 따라서 중뇌의 손상은 시각, 청각 및 운동의 어려움 등 다양한 장애를 일으킬 수 있다.

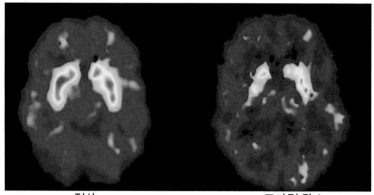

정상　　　　　　　　도파민 감소

대표적인 중뇌의 질환으로는 몸의 움직임이 비정상적으로 느려지고 손이나 발이 떨리고 근육과 관절운동이 뻣뻣해지는 진행성 뇌 질환인 파킨슨병이 있다.

　기대수명이 증가함에 따라 대표적 퇴행성 뇌질환인 파킨슨병에 대한 관심도 높아지고 있다. 1938년 하슬러(Hassler)는 파킨슨 환자의 뇌 조직을 연구하던 중 중뇌에서 뉴런의 감소를 관찰하였다. 하슬러의 발견을 통해서 파킨슨병이 뉴런의 손실에 의해서 발생한다는 것은 알았지만 무엇이 뉴런의 손실을 유발하는지는 알 수 없었다. 그 후 1958년 칼손(Carlsson)은 도파민 측정법을 개발하여 도파민이 뇌에서 전달자의 역할을 한다는 것과 운동 통제 능력에 매우 중요하다는 것을 발견하였다(노벨상, 2000). 칼손의 연구를 통해서 하슬러가 풀지 못했던 뉴런의 손실과 관련된 물질이 도파민이라는 것을 알게 되었다. 이후 마이오(Maio) 등은 파킨슨병 환자의 사후 뇌 조직을 관찰하였고, 도파민을 생성하는 뉴런에서 유전자 LRRK2의 활성이 비정상적으로 증가하여 도파민 생성이 일어나지 않는 것을 발견하였다. 또한 LRRK2를 억제했을 때 뇌의 정상적인 활동을 방해하는 특정 단백질이 축적되지 않는다는 사실도 밝혀내었다(Science, 2018). 이후 마이오 등은 쥐에 대한 실험에서 LRRK2의 활성을 억제하는 물질을 투여해 파킨슨병 진행을 억제하는 데 성공하였다.

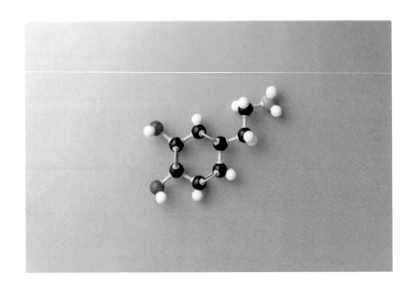

　도파민은 신경세포에서 만들어지는 신경전달물질로, 뇌의 다른 부분 간, 그리고 뇌와 신체의 나머지 부분 간에 메시지를 전달하는 데 사용된다. 또한 의욕과 동기부여에 깊이 관여하며 생명 유지에 필수적이지만, 끊임없이 쾌락과 자극을 추구하는 요소로 각종 중독과 병리적 현상을 유발하는 물질이기도 하다.

　이들의 연구를 통해서 파킨슨병이 도파민 부족으로 발생하며, 중뇌에서 도파민을 생성하는 뉴런의 퇴행성 손실로 발생한다는 것을 알게 되었다. 또한 이들의 연구는 파킨슨병의 치료를 가능하게 하였다.

08

샤이보

　후뇌는 해부학적으로 중뇌와 척수 사이에 있으며 척수와 만나는 마지막 뇌 부위로 뇌교, 연수 및 소뇌를 포함한다. 뇌교는 다리에 해당하는 라틴어로 이름에서 알 수 있듯이 뇌와 척수를 연결하는 역할을 하며 수면 중 뇌 활동 조절에 관여한다. 연수는 생존에 필수적인 기능인 호흡, 혈압, 심박수 등 자율신경계를 제어한다.

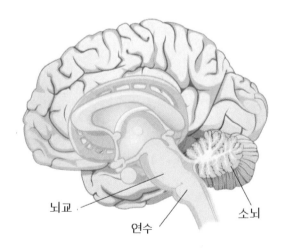

뇌교

연수

소뇌

대뇌의 기능은 정지되고 뇌교와 연수만 살아 있어 주변 환경에 반응할 수 없는 무의식 상태를 혼수상태라고 한다. 혼수상태에 있는 환자는 자발적 호흡 또는 비목직직인 운동 반응을 보일 수 있다.

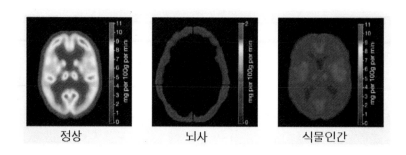

정상　　　　　　뇌사　　　　　　식물인간

혼수상태에서 환자는 부상의 정도에 따라 회복 시간이 다르며 혼수상태는 일시적이거나 영구적일 수 있다. 즉, 혼수상태의 결과는 뇌사, 의식회복, 식물인간의 세 가지 중 하나로 나타난다. 식물인간에 대한 대표적인 사례로, 전 세계적으로 논란을 일으켰던 샤이보(Schiavo)의 일을 들 수 있다. 1990년 2월 25일 플로리다에 살던 샤이보는 폭식증으로 심장마비를 일으켰다가 되살아났지만 그녀의 뇌에는 오랫동안 산소 공급이 안 된 상태였다. 뇌 스캔 결과 그녀의 대뇌피질은 활동이 없는 식물인간 상태였다. 의료 전문가들은 그녀가 다시는 움직이거나 말을 하는 등 어떤 반응도 할 수 없을 것이라고 판단하였다. 그러나 그녀의 부모는 샤이보의 눈이 움직이고 신음하는 것을 보면서 그녀가 그들과 의사소통을 시도하고 있다는 신호라고 믿었다. 12년이 지난 후 샤이보의 남편은 그의 아내가 감정이나 감각이 없는 삶을 원하지 않을 것이라 주장하면서 영양을 공급해 주는 관을 제거할 것을 요청하였다. 그녀의 부모는 반대하였지만 결국 법원의 판결로 2005년 3월 18일 영양 공급 튜브는 제거되었다.

샤이보는 왜 가끔 눈을 움직이고 왜 신음을 했을까? 사고, 자발적인 움직임, 감정을 통제하는 뇌의 일부가 완전히 손상되었지만 그녀의 뇌교와 연수는 여전히 손상되지 않았기 때문에 호흡을 유지하고 눈의 비자발적 움직임과 가끔의 신음 소리를 일으켰다. 그녀가 병원에 있던 15년 동안 샤이보의 의료비는 약 700만 달러였다. 그러나 샤이보 사건은 '생명의 존엄성'과 '인간답게 죽을 수 있는 권리' 사이의 간극에 대해서 생각할 수 있는 좋은 사례였다. 그러나 무엇보다 환자의 정확한 의사표현이 없는 혼수상태에서 주변 사람과 법에 의해 결정이 이뤄지고 있어 이에 대한 논쟁 또한 뜨겁다.

09

뇌 보호

모든 동물은 점진적인 진화의 과정을 통하여 외상으로부터 뇌를 보호하기 위해 끊임없는 노력을 해 왔다. 그러나 인간은 전 세계적으로 매년 약 7,500만 명이 뇌 및 척수에 손상을 입고 있다. 손상의 주요 원인으로 젊은 연령층에서는 교통사고나 스포츠로 인한 외상인 반면 노인은 뇌졸중이나 낙상으로 인한 경우가 더 높다고 한다.

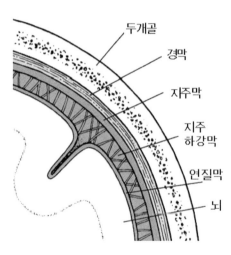

뇌를 보호하는 가장 확연한 보호요소는 7㎜ 두께의 두개골이다. 두개골은 일상생활로부터 입을 수 있는 대부분의 손상으로부터 뇌를 보호한다. 또한 두개골 내부에 있는 보호액과 수막은 추가적인 완충 기능을 제공한다. 수막은 뇌와 척수를 둘러싸고 있는 세 개의 막을 의미하는데 바깥쪽으로부터 경막, 지주막, 연질막이라고 한다. 경막은 두개골의 내면에 부착된 골막층과 뇌와 척수를 덮고 있는 뇌척수막층으로 구성되어 있다. 지주막은 내부가 섬세한 거미줄과 같은 결합조직으로 되어 있으며 지주막과 연질막 사이에 뇌척수액이 흐르는 지주막하강이라고 하는 공간을 형성하고 있다. 연질막은 가장 안쪽의 얇고 섬세한 결합조직으로 구성된 막으로 뇌와 척수의 표면을 빈틈없이 둘러싸고 있다.

또 다른 보호요소는 혈액 뇌 장벽이다. 이름에서 알 수 있듯이 이것은 뇌 조직을 구성하는 세포 및 기타 구성 요소와 뇌혈관(모세혈관) 사이의 장벽이다. 두개골 보호액 및 수막은 물리적 손상으로부터 뇌를 보호하는 반면, 혈액 뇌 장벽은 혈액으로부터 뇌를 분리하여 혈액에 존재할 수 있는 질병유발 병원체 및 독소에 대한 방어를 제공한다.

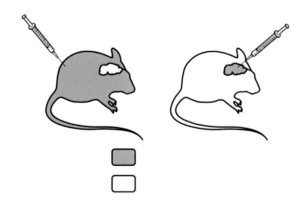

혈액 뇌 장벽의 개념은 화학적 염료를 사용하여 미세한 생물학적 구조를 연구하던 에를리히(Ehrlich)가 발견하였다(노벨상, 1908). 그는 동물의 정맥에 염료를 주입했을 때 뇌를 제외한 조직 전체가 염색되는 현상을 발견하였다. 그 당시 에를리히는 뇌가 염색이 안된 이유가 단순히 염료를 많이 흡수하지 못했기 때문이라고 생각하였다. 그러나 1913년 에를리히의 제자 골드맨(Goldman)은 염료를 동물의 중추신경계에 직접 주입하였을 때 뇌는 염색되었지만 뇌를 제외한 조직 전체는 염색되지 않는 것을 발견하였다.

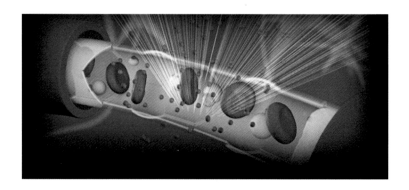

이는 뇌와 뇌를 제외한 다른 조직 사이에 일종의 구획화가 있음을 보여 주는 결과였다. 그러나 당시 뇌와 뇌를 제외한 다른 조직을 구획화하는 명백한 막을 찾을 수 없었던 과학자들은 혈관 자체가 장벽 역할을 담당하지 않을까 하는 생각을 하였다. 혈액 뇌 장벽에 대한 가정은 1960년대 주사 전자현미경을 사용하여 뇌 연구를 하는 과정에서 관찰되었다.

선택적 장벽

　일반적으로 우리 몸 안의 혈액은 한 층의 내피세포로 이루어진 모세혈관의 작은 틈을 통하여 모세혈관과 세포 사이를 드나든다. 이때 혈액은 몸 안의 세포에 산소, 양분, 호르몬과 같은 영양분을 공급하고 세포반응 과정에 의해 발생하는 이산화탄소와 노폐물을 회수하는 것과 같은 역할을 한다.

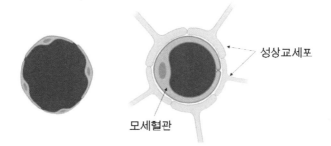

성상교세포

모세혈관

　뇌는 우리 몸에서 산소와 양분을 가장 많이 소비하는 기관이어서 심장에서 나온 혈액 중 20%는 곧바로 뇌로 올라간다. 그러나 뇌에 있는 모세혈관에서 스며나온 혈액은 뉴런과 직접 접촉할 수 없다. 그 이유는 뉴런 사이에서 그물 구조를 이루고 있는 성상교세포가 모세혈관을 조밀하게 둘러싸고 있어 혈액 등이 통과하지 못하도록 하는 장벽 역할을 하기 때문이다.

혈액 뇌 장벽은 포도당, 필수아미노산, 전해질 등은 수동적으로 통과하지만 혈중의 대사산물 독소나 약물이 뇌세포로 들어오지 못하게 하는 선택적인 장벽의 역할을 하고 있다. 하지만 일부 병원균은 뇌혈관 내피 세포에 결합하여 혈액 뇌 장벽을 통과하여 뇌질환을 유발하기도 한다. 또한 다발성경화증과 같이 혈액 뇌 장벽에 결함이 생기면 백혈구가 쉽게 뇌에 침투할 수 있다. 침투한 백혈구는 뉴런이 뉴런에게 메시지를 보내는 기능을 공격하여 뉴런이 서로 신호를 보내는 방식에 문제를 일으키기도 한다. 그러나 정신 및 신경 장애를 치료하기 위한 대부분의 약물 치료제는 쉽게 혈액 뇌 장벽을 통과하지 못한다. 따라서 혈액 뇌 장벽은 정신 및 신경 장애 치료에 장애물이 되기도 한다. 이 때문에 과학자들은 어떻게 이 장벽을 뚫고 약물을 전달할 수 있는지에 대해 오랫동안 연구해 왔다.

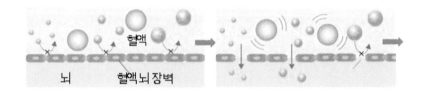

네스빗(Nisbet) 등은 초음파를 사용하여 혈액 뇌 장벽을 일시적으로 느슨하게 만드는 방법을 발견하였다. 네스빗 등은 쥐의 혈관 뇌 장벽을 초음파로 열자 베타 아밀로이드가 감소하고 뇌에 축적되는 독성 플라크의 양이 감소하여 인지능력이 향상되는 것을 발견하였다(Brain, 2017). 메타(Mehta) 등도 서로 다른 방향으로 기울어진 1,000개 이상의 개별 초음파 변환기가 장착된 헬멧을 이용하여 알츠하이머병을 앓고 있는 환자의 특정 영역의 모세혈관에 기계적 영향을 주어 혈액 뇌 장벽을 일시적으로 여는 안전하고 효과적인 방법을 개발하였다(Radiology, 2021).

초음파를 사용하여 일시적으로 혈액 뇌 장벽을 안전하고 효과적으로 열 수 있다는 것은 뇌 질환 치료제를 뇌의 특정 부위에 효과적으로 전달하는 데 많은 도움이 될 것이다. 따라서 이들의 연구는 최근 사회적 문제로 대두되고 있는 치매나 파킨슨병 같은 신경퇴행성 질환에 있어 새로운 치료법이 요구되는 현 시점에 새로운 치료법의 계기가 될 수 있을 것이다.

반사회적 행동

반사회적 행동이 정확히 무엇일까? 반사회적 행동의 정의는 연령과 문화에 따라 다르기에, 명확하게 규정하기가 어려운 개념이다. 반사회적 행동은 사회의 이익에 반하는 행동으로 다른 사람에게 괴로움 또는 고통을 유발하거나 유발할 가능성이 있는 행동으로 정의할 수 있다. 반사회적 행동은 보편적으로 환경과 유전적 요인에 의해 발생한다.

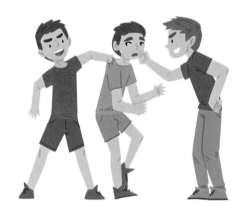

환경적 요인으로는 부모나 다른 성인 역할 모델이 없는 경우를 들 수 있다. 이 경우 청소년이 겪게 되는 갈등과 부적응은 반사회적 행동의 발달에 기여한다. 이러한 상황에서 지역사회가 지원하지 않거나 긍정적인 행동에 대한 보상을 거의 제공하지 않는 경우 반사회적 행동이 빈번해질 수 있다. 유전적 요인으로는 반사회적 성격장애가 있는 사람들이 나타내는 특정 생리적 반응을 들 수 있다. 특정 생리적 반응의 예로는 스트레스에 대해 평범한 사람보다 덜 불안해하고 갑작스런 소음 또는 예리한 움직임과 같은 위협적인 자극에 대한 무의식적 방어가 약하다는 것 등이 있다. 이 상대적 무감각은 보상과 처벌에서 배우는 능력에 영향을 미칠 수 있다.

과학자들은 반사회적 행동을 하는 사람들의 뇌 영역에서 구조적 차이를 발견하였다. 특히 그들은 판단과 계획을 관장하는 뇌의 영역인 전두엽, 그리고 청각정보 처리와 일부 기억작용을 관장하는 측두엽의 특정 부분 부피가 현저히 작았다. 따라서 이러한 종류의 뇌기능을 가진 사람들은 충동을 억제하는 데 더 많은 어려움을 겪을 수 있으며, 이는 이들의 더 공격적인 행동 경향을 설명할 수 있다.

칼리시(Carlisi) 등은 45세 참가자 672명을 대상으로 반사회적 행동과 뇌의 변화를 연구하였다. 참가자 672명 중 66%(441명)는 지속적인 반사회적 행동의 병력이 없었고 22%(151명)는 어린 시절에 반사회적 행동을 보였으며 12%(80명)는 지속적 반사회적 행동을 보였다. 후자 그룹의 구성원은 45세까지 육체적 싸움, 괴롭힘, 거짓말, 무단결석(또는 만성적인 결근) 및 절도와 같은 행동 문제를 평생 동안 보였다.

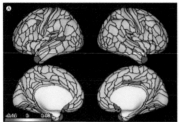
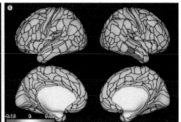

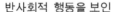

반사회적 행동을 보인　　　　반사회적 행동을 보이지 않은

　칼리시 등은 자기 공명 영상(MRI) 스캔을 사용한 대뇌피질 분석에서 반사회적 행동을 보인 그룹이 반사회적 행동을 보이지 않은 그룹에 비해 시공간 능력 및 감정과 관련된 오른쪽 뇌 영역에서 더 작은 표면적과 더 얇은 피질을 가졌다는 것을 발견하였다(Lancet Psychiatry, 2020).

　이 연구는 반사회적 행동이 뇌 구조의 차이에 의한 것임을 밝혀낸 최초의 연구였다. 이를 통해서 평생 지속되는 반사회적 행동을 하는 소수의 개인의 행동을 교정하기 위한 사회적 기술의 개발이 어려운 이유가 뇌 구조의 차이에 있을 수 있다는 것을 알게 되었다.

II

뇌는 새로움을 원해

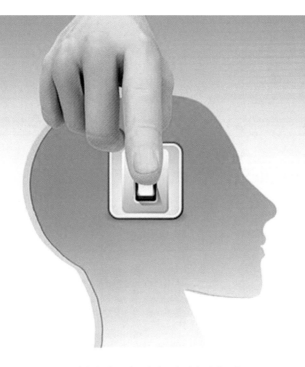

생각만 하고 배우지 않으면 뇌가 위태로워

새로움

첫 만남, 첫 출근, 첫 여행 등을 회상하면 많은 기억이 떠오른다. 그러나 열 번째 만남, 열 번째 출근, 열 번째 여행은 기억이 나지 않는다. 인간의 뇌는 새로운 물건이나 사람, 환경 및 상황에 더 민감하게 반응하고 이를 더 잘 기억한다. 새로움에 대한 인식은 인간의 생존에 필수적이며, 새로움을 추구하는 뇌 기능은 인간의 본성과도 연관이 있다. 그러나 새로움을 추구하는 뇌와는 달리 우리의 일상은 시간이 지남에 따라 익숙해진다. 새롭고 낯선 것은 점점 줄어든다. 그에 따라 우리는 종종 지루함을 느끼게 되는데 지루함은 건강에 위협이 될 수 있다. 연구에 의하면 오랜 시간 동안 지루하다고 생각하는 사람이 지루하다고 생각하지 않는 사람보다 심장 질환에 걸릴 확률이 두 배 이상 높다고 한다. 새로움이 없는 지루함은 심장뿐만 아니라 뇌에도 영향을 미친다는 연구 결과가 나왔다.

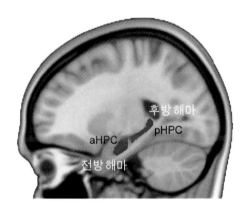

맥과이어(Maguire) 등은 정해진 경로로 운전하는 버스기사와 승객의 요구에 따라 도시 내 다양한 곳을 운행하기 위해 교육을 받은 택시기사의 뇌를 비교하였다. 맥과이어 등은 이 연구에서 택시기사의 오른쪽과 왼쪽 해마의 회백질 양이 버스기사에 비해 현저하게 증가한 것을 발견하였다. 그리고 회백질의 증가는 양측의 후방 해마로 제한된다는 결과를 얻었다(PNAS, 2000).

더욱 흥미로운 것은 해마의 크기가 운전 시간과 직접적으로 관련이 있었다. 즉 택시를 오래 운전할수록 해마가 더 커졌다. 도시에서 새로운 경로를 지속적으로 학습해야 하는 상황에서 택시기사의 두뇌는 점점 더 세부적인 공간 표현을 저장해야 할 필요성에 대응하여 새로 신경경로를 만들어야 했다. 새로 만들어진 신경경로는 뇌의 구조와 크기를 영구적으로 변화시켰으며, 이는 뇌가 학습과 새로운 경험에 노출될 때 스스로를 재구성하고 변형하는 능력이 있음을 보여 주는 설득력 있는 사례 중 하나이다. 또한 이탈

리아 학습을 통한 해마의 회백질 구조 변화를 연구하고 있던 벨란디(Bellande) 등도 맥과이어와 유사한 결과를 얻었다. 그들의 연구에 의하면 습득한 지식보다 공부하는 데 소요된 시간, 즉 새로운 것에 노출된 시간이 많을수록 오른쪽 해마의 회백질 밀도와 해마 부피가 모두 증가하는 것을 확인하였다(NeuroImage, 2016). 학생들이 교육 과정을 따라가기 위해 얼마나 많은 노력을 기울였는지에 따라 뇌의 발달 정도가 달랐다.

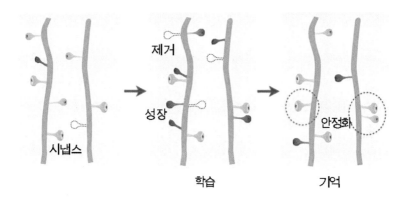

뇌는 스스로를 재구성하고 변형하는 능력을 가지고 있다. 학습과 같이 새로운 외부정보를 처리하는 과정에서 초파리나 생쥐의 특정 시냅스들이 강화되거나 약화되는 현상을 쉽게 관찰할 수 있다.

학습과 같이 새로운 것을 배우는 것은 기존 시냅스의 성장과 새로운 시냅스의 형성이 강화되는 시냅스 강화가 일어난다. 시냅스 강화가 일어나면 새로운 시냅스가 형성되며 사용하지 않는 시냅스를 제거한다. 또한 반복적으로 사용하는 시냅스를 두껍게 하고 뉴런

간에 신호전달을 빠르게 하려고 수초화가 급속하게 진행된다. 그러
나 학습과 같은 정신적 자극이 없을 때는 시냅스 약화가 일어난다.
시냅스 약화는 시냅스 연결이 끊어지면서 기억이 사라지는 시냅스
밀도 감소를 동반한다. 실제로 노화의 전형적인 신경 질환인 정신분
열증, 자폐증, 치매는 시냅스 밀도 감소에 의해서 발생한다.

운동

뇌는 종종 근육과 같다고 묘사된다. 운동을 하면 근육이 형성된다는 것은 확신하지만 운동이 뇌 발달에도 영향을 미치는지에 대해서는 많은 사람들이 확신을 가지지 못한다. 그러나 운동은 단순히 신체 건강에만 도움을 주는 것이 아니라 기억과 같은 인지능력을 향상시켜 뇌 발달에도 도움이 된다는 많은 연구 결과가 축적되고 있다.

노키아(Nokia) 등은 연구에서 6~8주 동안 유산소운동을 지속한 수컷 쥐가 훈련을 하지 않은 쥐에 비해 해마 부위에서 새로운 뉴런이 더 많이 생겨나는 것을 발견하였다(J Physiol, 2016). 또한 해마 부위에서 새로운 뉴런의 증가는 운동 유형에 따라 달랐는데 조깅, 파워워킹, 수영과 같은 지속적이고 중간 강도의 유산소운동이 근육운동이나 고강도 인터벌 운동보다 우수하였다.

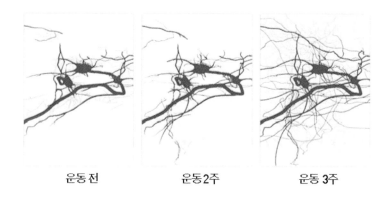

운동 전   운동 2주   운동 3주

　라이딩(Ridding) 등도 평소 자전거 운동을 즐기는 20대 후반~30대 초반 성인 남녀를 대상으로 뇌의 변화 측정 실험을 진행하였다. 그들은 30분 동안의 신체 활동만으로도 물리적, 화학적으로 뇌의 능력 향상 또는 시냅스 가소성이 높아지는 결과를 얻었다. 시냅스 가소성이란 뇌가 변화하는 상황에 유연하게 스스로를 재구성하기 위해서 뉴런이 다른 뉴런과 연결된 수와 강도를 수정하는 능력을 말한다. 따라서 시냅스 가소성이 높다는 것은 뉴런이 다른 뉴런과 연결된 수와 강도가 강화되어 기억력, 신체 조절력 등이 더욱 발달할 수 있음을 뜻한다.

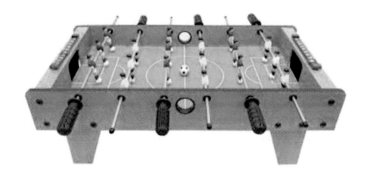

파종크(Pajonk) 등도 주간 병원 프로그램 또는 외래 환자 진료에 참석하는 환자를 대상으로 실험을 하였다. 파종크 등은 만성 정신 분열증을 앓고 있는 남성 환자와 긴강한 피험자를 두 그룹으로 나 누어 3개월 동안 에어로빅 사이클링과 테이블 축구경기를 하게 하 였다. 에어로빅 사이클링을 한 만성 정신분열증 환자의 해마 부피 는 12%, 건강한 피험자의 해마 부피는 16% 증가했는데 반하여 테 이블 축구경기를 한 그룹의 해마 부피는 1% 감소하였다. 이를 통 하여 운동과 관련된 뇌의 변화는 건강한 뇌에만 국한되지 않고 만 성 정신분열증을 앓고 있는 환자들에게도 긍정적인 영향을 미친다 는 것을 알게 되었다.

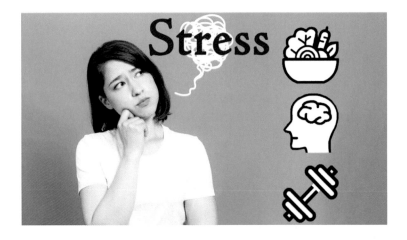

또한 운동은 스트레스와 싸우고 행복하게 만드는 화학물질을 방출한다. 슬레이만(Sleiman) 등은 2018년 운동을 하는 동물과 앉 아 있는 동물에 미치는 스트레스의 영향을 확인하기 위해 쥐를 4

개의 그룹으로 분리하여 실험하였다.

4개의 그룹은 각각 운동하고 스트레스를 받지 않은 그룹, 운동하고 스트레스를 받은 그룹,

운동하지 않고 스트레스를 받지 않은 그룹, 운동하지 않고 스트레스를 받은 그룹이었다.

한 달 후 쥐의 해마를 검사하여 분리된 세포 사이에서 얼마나 많은 메시지를 전달할 수 있는지 확인하였다. 운동하고 스트레스를 받지 않은 쥐가 가장 많은 메시지를 전달할 수 있었고 운동하지 않고 스트레스를 받은 쥐는 가장 적게 전달되었다. 운동하고 스트레스를 받은 쥐는 운동하지 않고 스트레스를 받지 않은 쥐보다 많은 메시지를 전달하는 결과를 얻었다.

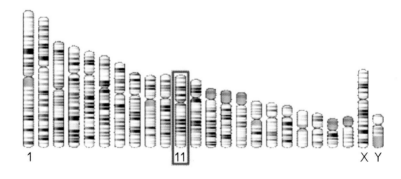

이들은 연구를 통해 운동은 우울증, 불안과 같은 스트레스의 부정적인 영향을 완화하고 뇌의 뉴런을 성장시키는 단백질인 뇌 유래 신경영양인자(BDNF)가 분비되도록 한다는 것을 발견하였다(Elife, 2016).

즉, 운동을 시작하면 뇌는 운동을 스트레스로 인식하고 스트레스로부터 자신을 보호하기 위해 기억에 관여하는 BDNF를 분비한다. DNA의 11번 염색체에 자리한 BDNF 유전자에 의해서 분비되는 BDNF는 신경계의 신경 발달과 기능의 많은 측면을 조절하는 분비 단백질로 시냅스 가소성의 핵심 조절제이다. 또한 운동 중 뇌에서는 도파민과 유사한 효과를 나타내는 엔돌핀이라는 다른 화학 물질이 분비된다. 엔돌핀은 뉴런이 고통 정보를 척수로 전달하는 말단 감각신경에 영향을 주어 고통을 느끼지 못하게 하는 역할을 한다. 이 두 가지 화학물질 때문에 우리는 운동 후 편안함을 느끼고 행복해지는 것으로 알려져 있다.

음악

　건강한 인간의 뇌는 음악을 인식하는 데 필요한 모든 작업을 수행할 수 있는 능력을 가지고 있다. 따라서 가장 원시적인 것부터 가장 진보된 모든 문화에는 음악이 있었다. 또한 인간의 뇌와 신경계는 음악과 소음을 구별하고 음색, 가락, 리듬에 반응하도록 연결되어 있다. 이러한 이유로 우리는 노래하고 흥얼거리다 시간이 지남에 따라 박수를 치고 춤을 춘다. 음악은 고도로 전문화된 과학의 한 분야로, 기억과 기분에서 심혈관 기능 및 운동 능력에 이르기까지 건강의 여러 측면에 영향을 미치는 중요한 요인이다.

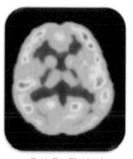
음악을 듣기 전

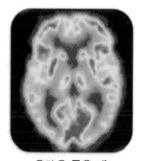
음악을 들을 때

어떤 사람들은 진정으로 집중하고 싶을 때 완전한 침묵을 추구하지만 많은 사람들은 음악을 듣는다. 과학자들은 음악처럼 뇌를 자극하는 것은 거의 없다며 노화 과정 전반에 걸쳐 두뇌를 유지하고 싶다면 음악을 듣거나 연주하는 것이 훌륭한 방법이라고 말한다. 또한 음악을 들으면 불안감 및 통증을 줄이고 혈압을 낮출 수 있을 뿐만 아니라 수면의 질 및 기억력을 향상시킬 수 있다고 한다.

음악이 뇌에 미치는 영향으로 가장 널리 알려진 것 중 모차르트 효과가 있다. 라우처(Rauscher) 등은 많은 음악가들이 비정상적으로 탁월한 수학적 능력을 가지고 있는 것을 확인하기 위해서 음악을 듣는 것이 일반적으로 인지 기능, 특히 시공간 추론에 어떤 영향을 미치는지 조사하였다. 라우처 등은 첫 번째 연구에서 모차르트 피아노 소나타를 10분 동안 듣게 한 대학생 그룹과 음악을 듣지 않은 대학생 그룹을 비교하여 모차르트 음악을 들은 그룹의 단기 기억력이 향상되는 결과를 얻었다. 명확하지는 않지만 라우처 등은 음악을 듣는 것이 더 높은 기능을 담당하는 대뇌피질의 뇌 가소성에 도움이 된다고 추측하였다(Nature, 1993).

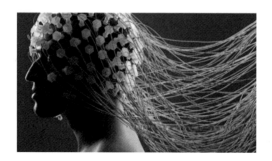

음악과 장기 기억의 관계에 대한 연구는 아직 초기 단계지만 악기 연주를 배우는 것이 언어능력, 기억력 및 주의력과 관련된 뇌의 능력을 향상시킬 수 있다고 한다. 림(Limb)은 재즈 연주자로 하여금 쓰여진 대로 곡을 연주한 후 즉석에서 코드를 변경하여 연주하도록 하였다. 이 때 연주자의 머리에 전극을 사용하여 뇌의 여러 부분의 혈류를 측정하였다. 림은 이 연구에서 암기된 음악을 연주할 때보다 즉흥 연주를 할 때 전두엽 피질에서 뇌 혈류가 더 증가하는 것을 발견하였다(Journal.pon, 2008). 뇌 혈류의 증가는 인지 기능 개선에 관여하는 것으로 알려져 있다. 다른 연구에서도 피아노를 배울 때 주의력, 기억력 및 문제 해결 능력이 향상되었다는 결과를 보여주고 있다.

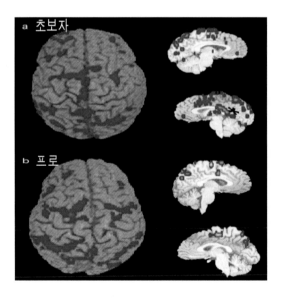

새로운 음악은 익숙한 음악과는 다른 방식으로 두뇌에 자극을 주는 것으로 알려져 있다. 비슷한 예로 프로 골프선수와 초보자의 스윙 순간 뇌 상태를 기능적 자기공명영상(fMRI)으로 찍었을 때 초보자는 머릿속에서 배운 것을 정리하느라 감정 중추인 변연계까지 뇌가 활성화돼 있었는데 반해 프로 골프선수는 반복훈련의 결과로 뇌의 운동피질만 조금 사용하는 것으로 나타났다. 피아노 레슨도 마찬가지로 숙달된 피아니스트의 뇌를 스캔해 보면 손가락을 관장하는 뇌 부위가 유독 발달해 있었다.

우리는 새로움이 주는 설렘과 기대보다 익숙함이 주는 편안함과 따뜻함에 안주하는 경향이 있다. 따라서 10대와 20대에 들었던 것과 동일한 노래와 장르의 음악을 계속 들으며 특정 부위의 뇌만 사용하고 있다. 일반적으로 익숙하지 않은 음악을 들으면 생소함으로 인해 뇌는 새로운 음악을 이해하는 데 어려움을 겪을 수 있다. 그러나 새로운 음악을 듣는다면 지금까지 쓰지 않던 뇌 부위를 자극하여 뇌 가소성이 증가한다고 한다.

게임

　오늘날 전 세계적으로 사람들은 매주 30억 시간 게임을 한다고 한다. 또한 청소년은 21세까지 약 10,000시간을 게임에 소비할 것으로 예상되는데 이는 대학을 졸업하는 데 걸리는 시간의 두 배다. 이렇게 많은 사람이 게임을 즐기고 있지만 게임에 대한 인식은 오랫동안 논쟁의 원천이었다. 어떤 사람들은 집중력과 기억력을 돕는다고 하지만 다른 연구에 따르면 로봇을 죽이고 악당을 암살하는 데 너무 많은 시간을 할애하면 폭력에 둔감해진다고 한다. 따라서 게임의 강렬한 자극에 대한 잠재적인 이점과 위험은 논쟁의 대상이 될 수 있다. 하지만 게임을 즐기는 것의 장점도 있다. 게임 전문가가 게임 초보자에 비해 주의력과 지각 등에서 우수하다는 증거가 늘어나면서 교육 목적으로 비디오 게임을 사용하는 데 대한 관심이 높아지고 있다.

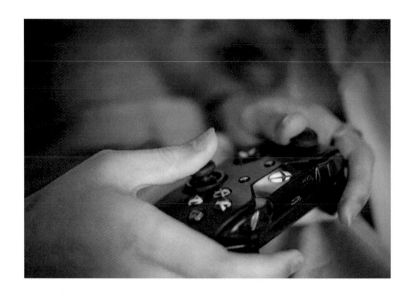

　뇌의 선조체는 대뇌피질에 의해 둘러싸여 있으며 과거 경험에 대한 정보를 저장하고 있다. 대뇌피질이 인지와 사회적 행동을 물어오면, 선조체는 과거 경험 정보를 모아 대뇌피질로 보내고 대뇌피질은 결정을 내린다. 쿤(Kühn) 등은 주당 9시간 이하 게임을 한 청소년에 비해 주당 9시간 이상 게임을 한 청소년의 선조체에서 더 많은 회백질을 발견하였다. 회백질은 주로 뉴런들이 모인 조직으로 뇌의 주요 활동들은 대부분 회백질에서 발생한다. 또한 성인 남성의 해마의 크기와 비디오 게임 시간의 누적량 사이의 긍정적인 연관성을 관찰하였다(Molecular Psychiatry, 2013). 웨스트(West) 등의 연구에서 액션 게임인 1인칭 슈팅게임(FPS)을 하는 데 많은 시간을 보낸 성인은 게임을 하지 않은 성인에 비해 해마의 회색질이 적었다. 그러나 게임 플랫폼이 3차원(3D)일 때는 모든 성인의 해마의 회백질이 증가하였다(Molecular Psychiatry, 2017).

이들의 연구 결과는, 액션 게임은 주로 시각 주의력과 관련된 과정에서 해마를 자극시키지 않지만 3차원(3D) 액션 게임은 게임 환경에서 탐색할 위치를 배우기 위해 공간 학습이 사용되어야 하기 때문에 해마를 자극하는 것으로 보인다. 해마는 뇌의 핵심 영역으로 기억에 관여하며 단기 기억을 장기 기억으로 처리하는 역할을 한다. 기억이 뇌에 장기 기억으로 저장되지 않으면 장기 기억으로 고착이 일어나지 않기 때문에 학습이 불가능하다.

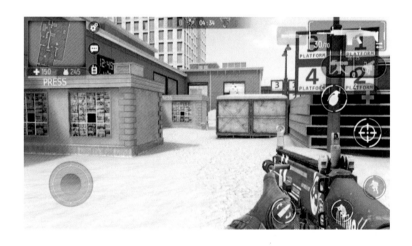

2000년 네덜란드에서 FPS 게임이 뇌 인지 유연성에 미친 영향을 살펴본 흥미로운 연구가 있다. 과학자들은 피실험자들을 17명씩 두 집단으로 나누어 한 집단은 3차원 환경에서 캐릭터를 자유롭게 조작하며 목표물을 맞히는 FPS 게임을 6개월 동안 일주일에 4회

이상 하게 하였고 다른 집단은 FPS 게임을 하지 않게 하였다. 6개월 후 실험 참가자를 대상으로 화면에 표시되는 지시에 따라 알맞은 키보드 자판을 징확하고 빠르게 누르도록 하는 실험을 진행하였다. 그 결과 지시의 성격이 달라졌을 때 새롭게 바뀌는 환경에 반응하는 속도가 게임을 즐긴 집단이 확연히 빨랐다. 연구진들은 게임을 즐긴 집단은 바뀌는 상황에 대한 저항감이 적어 인지 유연성도 높고 시각적, 공간 선택적 주의력을 개발하는 데 긍정적일 수 있다고 분석하였다.

보편적으로 동작과 인지가 어렸을 때만큼 빨리 작동하지 않는다는 말을 많이 한다. 이러한 말에는 과학적인 타당성이 있다. 우리는 동작 및 새로운 상황의 요구에 맞도록 기억 내부의 지식을 재구성하는 능력인 인지 유연성이 30대 초반부터 느려지기 시작하여 노년기까지 계속된다. 그러나 위의 사례처럼 올바른 게임 이용은 인지 유연성의 근원인 시냅스 가소성을 향상시키고 기억력, 집중력, 문제 해결 능력의 점진적인 퇴화를 되돌릴 수 있다.

자연

　최근 인구 통계에 따르면 전체 인구의 50% 이상이 도시 지역에
살고 있으며 2050년까지 이 비율은 70%가 될 것이라고 한다. 도시
화에는 많은 이점이 있지만 자연을 접하는 경험의 감소는 불안장
애 및 우울증을 포함한 정신 질환과도 관련이 있다는 연구가 나오
고 있다. 따라서 과학자들은 도시화가 계속됨에 따라 인류가 박탈
당할 수 있는 심리적 유형을 이해하려고 노력하였다.

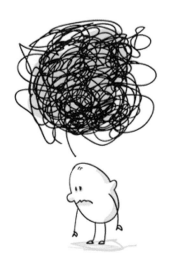

융(Jung)은 심리적 유형을 감각 직관 사고와 감정으로 나누었는데 도시화가 계속됨에 따라 박탈당할 수 있는 대표적 유형으로는 스트레스로 인한 감정이 있다. 과도한 고민, 불안, 두려움, 짜증, 분노 등에 의한 스트레스는 새로운 뉴런 형성을 방해하는 것으로 알려져 있다.

자연을 접하는 경험과 정서적, 인지적 이점 사이의 상관관계를 연구한 결과에 따르면 도시보다 시골 환경에서 성장하는 것이 스트레스에 대한 반응이 적다고 한다. 또한 20년 동안 10,000명 이상의 사람들의 정신적 건강과 정신적 고통을 추적한 종단 연구에 의하면 자연을 접하는 경험은 정신적 건강에 긍정적인 영향을 미치는 것으로 나타났다(Psychological Science, 2013). 다른 연구에 따르면 창문을 통하여 자연을 접하는 경험을 하는 경우가 그렇지 않은 경우에 비해서 기억력, 주의력 및 충동 억제뿐만 아니라 정신적 건강에 더 긍정적이라고 한다(Annu Rev Public Health, 2014).

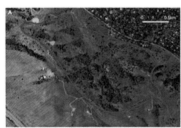 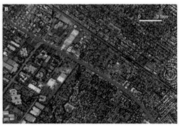

자연 보행   도시 보행

머릿속에서 특정 생각이 반복되는 병적인 반추를 우울증이라고 하는데 우울증은 도시 외곽에 사는 사람들에 비해 도시 거주자들 사이에서 흔한 질병이다. 바트만(Bratman) 등은 38명의 건강한 성인 도시 거주자를 모아 절반을 무작위로 배정하여 조용한 공원 같은 곳을 걷게 하였고 나머지 절반은 시끄러운 다차선 고속도로 옆을 90분 동안 걷도록 하였다. 예상했던 대로 고속도로를 따라 걸은 사람들은 전두엽 피질에 혈류가 증가하고 우울증 점수는 변하지 않았다. 그러나 조용하고 나무가 늘어선 길을 따라 걸었던 사람들은 약간이나마 전두엽 피질의 혈류와 우울증 점수에서 의미 있는 개선을 보였다(PNAS, 2015). 전두엽 피질에서 혈류의 증가는 일반적으로 해당 영역에서 더 많은 활동이 나타나는 것으로 병적인 반추가 증가함을 의미한다. 특히 외상 후 스트레스로 고생하는 사람들은 만성적으로 전두엽 피질에 높은 혈류를 보인다.

이들의 연구는 자연을 접하기 어려운 도시 거주자는 도시를 벗어나 자연을 접하는 경험을 하는 것이 기분을 향상시키는 쉽고 즉각적인 방법이 될 수 있음을 시사한다. 따라서 가끔 자연에서 시간을 갖는 것만으로도 뇌에는 긍정적인 변화가 나타날 수 있다.

명상

　우리 몸은 육식동물 및 기타 공격자의 위협으로부터 보호하기 위한 방식으로 스트레스에 반응하도록 적응되어 있다. 오늘날 이러한 위협은 드물지만 그렇다고 삶에 스트레스가 없다는 의미는 아니다. 아침 산책 중에 큰 개가 짖는 것과 같은 스트레스에 직면하면 뇌 기저의 작은 영역인 편도체의 활동이 증가하면서 경보 시스템을 울린다. 이 경보 시스템은 신경과 호르몬 신호의 조합을 통해 신장 꼭대기에 있는 부신이 코르티솔을 포함한 호르몬의 방출을 촉진한다.

　스트레스 호르몬인 코르티솔은 외부의 자극에 맞서 몸이 에너지를 만들어낼 수 있도록 하는 과정에서 분비되는데 혈압과 포도당 수치를 높이는 역할을 수행한다. 또한 근육을 긴장시키고 정확하고 신속한 상황 판단을 하도록 하며 감각기관을 예민하게 한다. 따라서 적당한 스트레스는 업무 능력 향상에 도움이 되고 기억력을 증진시키는 것으로 알려져 있다. 하지만 스트레스 반응 시스템의 장기적인 활성화로 인한 코르티솔 과다 노출은 우울증, 소화기 문제, 두통, 심장 질환, 수면 문제, 기억력 및 집중력 장애 등 우리 몸의 거의 모든 기능에서 다양한 문제를 일으킨다.

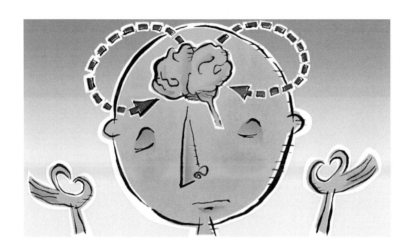

최근 스트레스를 줄이며 마음을 훈련시키는 데 효과적이라고 알려진 명상에 대한 관심이 증가하면서, 명상에 대한 과학적 관심도 높아지고 있다. 명상은 차분한 상태로 어떤 생각도 하지 않는 행동으로 불안, 우울증 및 외상 후 스트레스 장애를 포함하여 다양한 신체적, 정신적 상태에 대한 이점이 있다고 알려져 있다. 하버드 연구에서도 명상이 기억, 자아감, 공감 및 스트레스와 관련된 뇌 영역에서 측정 가능한 변화를 일으키는 것으로 나타났다(Harvard Review of Psychiatry, 2020).

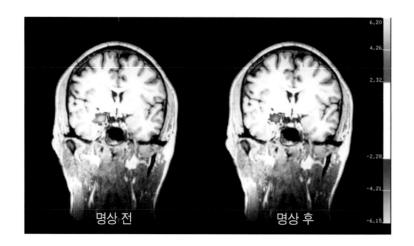

명상 전　　　　　　　명상 후

　데스보데스(Desbordes) 등은 2012년 명상을 배운 피험자를 대상으로 감정적 자극의 처리, 즉 스트레스에 관여하는 편도체에 초점을 맞추어 연구를 하였다. 데스보데스 등은 참가자들이 명상을 배우기 전에는 감정적인 내용이 담긴 이미지를 보고 있을 때 편도체의 활동이 증가하는데 반해 8주 동안 명상을 훈련한 후에는 편도체의 활동이 감소한다는 결과를 얻었다. 또한 명상을 배운 피험자들의 뇌는 명상을 하지 않을 때에도 편도체의 활동이 감소 상태를 유지하였다. 이를 통하여 명상이 뇌 기능에 지속적인 영향을 미칠 수 있음을 보여 주었다. 이들의 연구는 명상을 통해서 불안, 스트레스 및 우울증 등 잠재적으로 위험한 상황을 더 잘 관리할 수 있음을 의미한다.

설탕

　최근 식생활의 서구화로 인해 기호식품의 사용량이 증가하고 있다. 따라서 설탕과 액상 과당의 섭취량은 계속적인 증가를 보이고 있다. 특히 단 맛 위주의 스낵류나 과자, 케이크 등과 같은 기호식품으로 인해 설탕 섭취량이 증가하고 있으며, 저렴한 액상 감미료로 단맛을 낸 음식과 단 음료, 디저트로 인해 액상 과당 섭취량이 증가하고 있다. 과당(55%), 포도당(40%), 맥아당(5%) 등으로 이루어진 액상 과당은 구성 성분에서 과당(50%), 포도당(50%)으로 이루어진 설탕과 별 차이가 없다.

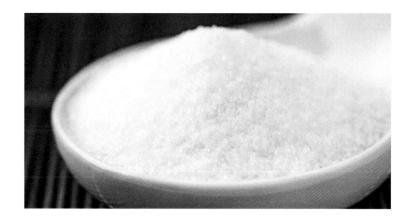

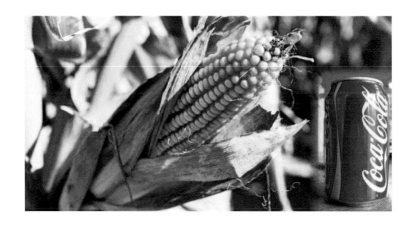

포도당은 사고, 기억 및 학습과 같은 뇌 기능과 밀접하게 관련되어 있다. 예를 들어 뇌에 포도당이 충분하지 않으면 뇌의 화학적 전달자인 신경전달물질이 생성되지 않고 뉴런 간의 통신이 끊어진다. 또한 혈액 내 낮은 포도당 수치로 인한 저혈당증은 당뇨병의 일반적인 합병증인데 이는 뇌가 정상적으로 기능하도록 하는 에너지의 손실을 초래할 수 있으며 주의력 저하 및 인지 기능 저하와 관련이 있다.

뇌에는 포도당이 필요하지만 과도한 액상 과당이나 설탕의 섭취는 세포 노화를 일으키거나 기억력 및 인지능력 결핍을 가져온다는 많은 연구 결과가 나오고 있다. 피니야(Pinilla) 등의 연구에 따르면 6주 동안 과당을 식수로 섭취한 쥐의 세포는 설탕을 사용하고 저장하는 방식을 조절하는 인슐린 능력을 차단한다는 것을 발견하였다.

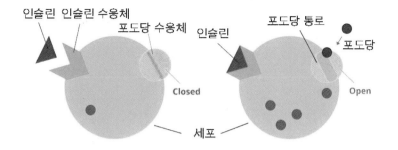

인슐린 인슐린 수용체

포도당 수용체 인슐린

포도당 통로

포도당

Closed

Open

세포

췌장에서 만들어지는 인슐린은 혈액 뇌 장벽을 통과할 수 있다. 따라서 인슐린은 뇌세포 기능도 조절하는 호르몬으로 뉴런 사이의 시냅스 연결을 강화한다. 그러나 과도한 액상 과당이나 설탕의 섭취는 인슐린 능력을 차단하여 시냅스 연결을 약화시켜 기억력 손상을 유발하기도 한다.

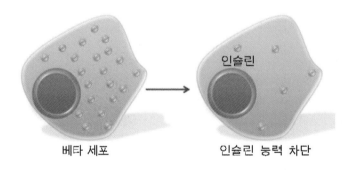

인슐린

베타 세포　　　　　　　　　인슐린 능력 차단

양(Yang) 등은 식단에서 흔히 볼 수 있는 과당에 의한 유전자 변형을 확인하기 위해서 6주 동안 과당을 먹은 쥐의 뇌세포에서 20,000여 개의 유전자 염기 서열을 분석하였다. 이 분석을 통하여 뇌의 대사조절 중추인 시상하부 세포에서 700여 개 유전자, 그리

고 기억·학습 중추인 해마에서 200여 개 유전자의 변화를 일으킨
다는 사실을 확인하였다. 또한 양 등은 과당이 유전자 DNA를 구
성하는 4개 염기 중 하나인 시토신에 생화학물질을 첨가하거나 또
는 탈락시키는 방법을 이용하여 이 유전자들에 변형을 일으킨다
는 것도 확인하였다(EBioMedicine, 2016). 양 등이 확인한 유전자
변화는 대부분 인간 유전자와 비슷한 유전자로 대사 세포통신 및
염증을 조절하는 유전자들이었다.

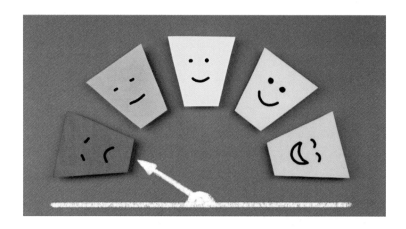

액상 과당이나 설탕의 섭취는 뇌에서 기분을 향상시키는 신경전
달물질인 세로토닌을 활성화시킨다. 그러나 지속적 액상 과당이나
설탕의 섭취는 과도한 세로토닌 활성화를 일으켜 결국 세로토닌이
고갈되게 한다. 세로토닌이 고갈되면 기분을 조절하기가 더 어려
워져 우울증 위험이 증가한다. 또한 과도한 액상 과당이나 설탕의
섭취로 인한 유전자의 변화는 뇌 질환을 유발할 수 있다.

커피

커피는 볶은 커피콩에서 제조된 양조 음료이다. 커피 열매가 녹색에서 밝은 빨간색으로 변할 때 수확하고 건조하여 가공한다. 말린 커피 콩은 원하는 맛에 따라 다양한 온도로 가열한다. 볶은 콩을 갈아 끓는 물에 넣어 끓인 음료를 커피라고 한다. 커피는 콜라나 에너지 드링크처럼 카페인이 들어 있는, 세계에서 가장 널리 소비되는 향정신성 음료이다.

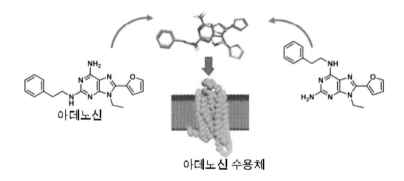

아데노신 수용체

잠에서 깨어나 하루를 보낸 후 잠자리에 들 때까지 뉴런은 아데 노신이라는 호기심 많은 화학물질을 생성한다. 아데노신이 생성됨에 따라 뇌의 아데노신 수용제와 결합하여 피로감을 느끼고 결국 잠에 든다. 그러나 카페인이 혈류로 들어가 뇌로 들어가면 아데노신 수용체를 차단한다. 이를 통해서 에너지와 각성 향상, 기억력 및 인지능력 향상, 집중력 향상, 반응의 정확성 향상을 제공한다. 그러나 시간이 지남에 따라 뇌는 약물에 대한 내성이 형성되기 시작하고 두통, 졸음 증가, 집중력 부족 및 과민 반응과 같은 금단 증상을 경험할 수 있다.

리처트(Reichert) 등은 정기적인 카페인 섭취가 뇌의 회백질을 변화시킬 수 있지만 그 효과는 일시적인 것으로 보인다는 연구 결과를 발표하였다(Cerebral Cortex, 2021). 카페인을 저녁에 섭취하면 수면을 방해할 수 있고 뇌의 회백질에 영향을 미칠 수 있다고 알려져 있었다. 리처트 등은 정기적인 카페인 섭취가 수면 부족으로 인해 뇌 구조에 영향을 미칠 수 있는지에 대해 연구하였다. 매일 정기적으로 커피를 마시는 20명의 건강한 청소년을 두 그룹으로 나누고 10일간 실험을 하였다. 한 그룹은 카페인이 든 알약을 하루에 두 개 복용하도록 하고 다른 그룹은 카페인 성분이 들어있지 않은 가짜 약을 복용하도록 하였다. 이 기간 동안 다른 카페인을 섭취하지 않도록 하였다. 10일 후 참가자들의 회백질 양과 수면 품질을 조사하였다. 회백질은 뇌의 신경세포들이 모인 조직으로, 뇌의 주요 활동들은 대부분 회백질에서 발생한다. 백질은 회백질 사이를 연결하는 조직이다.

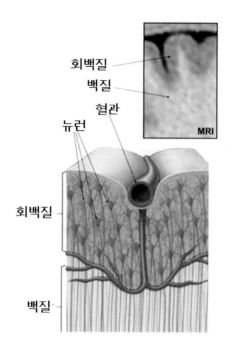

회백질
백질
혈관
뉴런
MRI
회백질
백질

참가자의 수면 깊이는 카페인을 복용했는지, 위약 캡슐을 복용했는지에 관계없이 동일하였다. 그러나 참가자가 카페인을 받았는지, 가짜 약을 받았는지에 따라 회백질에서 상당한 차이를 보였다. 10일 동안 가짜 약을 복용한 참가자의 회백질 양이 카페인이 든 알약을 복용한 참가자의 회백질 양보다 더 많았다. 그 차이는 특히 기억 강화에 필수적인 뇌 영역인 해마를 포함한 우측 측두엽에서 두드러졌다. 카페인은 회백질의 양을 감소시키는 것으로 보이지만 10일 정도 커피를 마시지 않자 회백질의 양은 상당 부분 재생되었다.

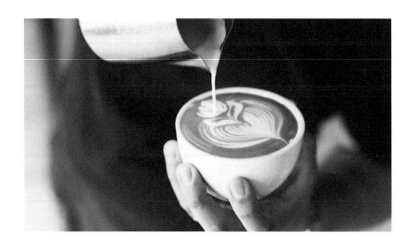

　따라서 카페인에 의한 뇌 형태의 변화는 일시적인 것처럼 보인다. 커피는 말 그대로 뇌의 화학 작용을 변화시켜 아침에 필요한 에너지와 집중력을 높여 준다. 그러나 다른 것과 마찬가지로 적당히 하는 것이 가장 좋다.

탄수화물

시험 기간 동안 영양을 최적화하거나 업무나 회의에서 예리함을 유지하기 위해 식단에 주의를 기울이는 것이 실제로 효과가 있을지 의문을 가지는 사람이 많다. 연구에 의하면 뇌 질환으로부터 보호할 수 있는 뇌 식품은 없지만 균형 잡힌 식단을 섭취하면 기억력 및 집중력을 최대한 유지하는 데 도움이 될 수 있다고 한다.

신체의 다른 모든 부분과 마찬가지로 뇌 또한 에너지 없이는 작동할 수 없다. 섭취한 영양 물질을 몸 안에서 분해하고 합성하여 활동하는 데 필요한 에너지를 만들고 그 밖의 물질은 몸 밖으로 배출하는 대사과정을 통하여 뇌에 필요한 에너지가 공급된다. 대사과정에서 포도당은 주요 소비자 중 하나이다. 섭취된 잉여 포도당은 다른 형태의 탄수화물인 글리코겐으로 전환되어 간과 근육에 저장되고, 이 저장 공간이 포화상태가 되면 무한으로 저장할 수 있는 지방세포에 잉여 포도당을 저장하면서 체중을 증가시킨다.

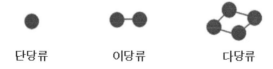

단당류   이당류   다당류

야채를 포함하여 밥, 빵, 면 등의 탄수화물을 섭취하면 우리 몸에서는 탄수화물을 포도당 형태로 분해하여 체내 에너지로 사용하는데, 소화 시스템이 단수화물을 포도당으로 분해하는 데 걸리는 시간은 탄수화물의 단순성 또는 복잡성에 따라 다르다.

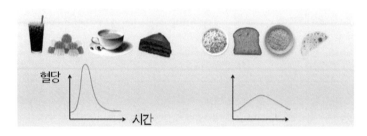

복합탄수화물(다당류)은 단순탄수화물(단당류, 이당류)에 비해 포도당 형태로 분해되어 혈류로 들어가는 데 더 오래 걸린다. 또한 단순탄수화물은 복합탄수화물에 비해 우리 몸이 탄수화물을 포도당 형태의 에너지로 분해하는 속도 GI가 높다.

GI란 음식 섭취 시 혈당이 상승하는 속도를 수치(0~100)로 나타낸 것이다. 즉 GI가 높을수록 빠른 시간 안에 탄수화물이 포도당 형태로 분해되어 혈액 속에 함유된 포도당의 농도, 즉 혈당이 높아진다. 혈당이 높아지면 인슐린이 과다하게 분비되어 혈당을 빨리 낮추게 된다. 혈당이 낮아지면 에너지를 공급받지 못한 뇌는 더 단 음식을 요구하여 더 많은 식욕을 느끼게 된다. 따라서 적절하고 꾸준한 뇌의 에너지 공급을 위해서는 GI가 낮은 음식을 섭취하는 것이 필요하다. 그런데 우리는 과일이 건강한 음식이라는 고정관념을 가지고 있다. GI로 본다면 복숭아(56.5)와 수박(53.5)은 높은 편이다. 따라서 두뇌 건강 면에서 본다면 식사 후 과일을 많이 먹는 습관은 바꿀 필요가 있다.

지방

뇌 건조 질량의 거의 절반을 차지하는 지방은 다양한 생물에서 중요한 에너지원이며 구조적인 기능과 대사적인 기능에 모두 관여한다. 지방은 대부분 생물의 영양소에 필요한 부분이며 에너지 밀도가 높은 효율적인 에너지 저장 형태이므로 신체에서는 과잉 에너지를 지방으로 저장한다.

소화 중 체내에서는 지방을 지방산으로 분해하여 혈액에 에너지원으로 공급한다. 지방산은 포화지방산과 불포화지방산으로 나뉜다. 포화지방산은 가능한 많은 수소 원자가 있는 탄소 원자 사슬이다. 탄소는 말 그대로 포화상태이다. 이러한 탄소 사슬은 수소 원자로 가득 차 있기 때문에 사슬은 더 단단하고 덜 유연해 포화지방산은 실온에서 고체다. 따라서 포화지방산을 때로는 고체 지방이라고도 하는데 닭고기나 견과류와 같은 건강한 음식에도 소고기, 치즈, 아이스크림에서 발견되는 양보다 적지만 소량의 포화지방산이 있다. 이에 반해 실온에서 액체인 불포화지방산은 혈중 콜레스테롤 수치를 개선하고 염증을 완화하며 심장 박동을 안정시키는 등 여러 가지 유익한 역할을 할 수 있기 때문에 유익한 지방으로 간주한다. 불포화지방산은 주로 식물성 기름, 견과류 및 씨앗과 같은 식물 식품에 포함되어 있다.

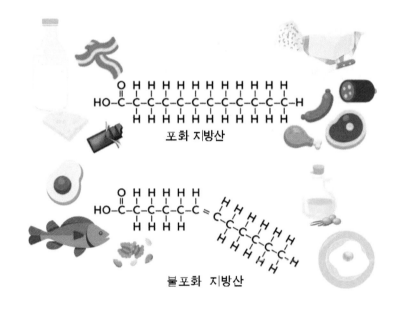

식단에 포화지방산이 너무 많으면 혈중 저밀도 지단백(LDL) 콜레스테롤 수치가 지나치게 높아져 결국 혈관에 지방의 침전물 조각인 플라크가 축적되어 심혈관 질환을 유발할 수 있다. 또한 혈중 LDL 콜레스테롤 수치가 높아지면 면역 체계를 저하시켜 암 발병률을 증가시킨다.

그러나 일부 지방산은 체내에서 합성될 수 없기 때문에 음식의 형태로 섭취해야 한다. 이와 같이 인체에 꼭 필요한 지방산 중에서 체내에서 합성이 되지 않거나 합성되는 양이 부족하여 반드시 음식의 형태로 섭취해야 하는 지방산을 필수지방산(EFA)이라고 한다.

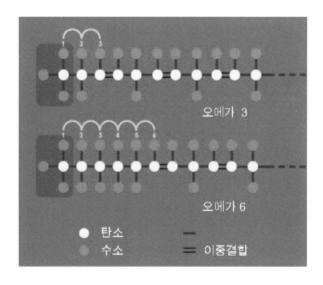

EFA에는 오메가-3와 오메가-6가 있다. 그리스 알파벳의 마지막 글자인 오메가는 성경에 나오는 "나는 알파와 오메가요 처음과 마

지막이라"처럼 종종 신비한 의미로 사용된다. 그러나 EFA식에 적용할 때 오메가는 신비한 것을 의미하지 않고, 지방의 백본(등뼈)에서 첫 번째 틴소-틴소 이중 결합의 위치를 의미한다.

오메가-3는 세포벽 형성에 사용되며 결핍 시 지능 저하, 우울증, 심장병, 관절염, 암 및 기타 여러 건강 문제를 유발한다. 이에 반해 오메가-6는 유해한 LDL 콜레스테롤을 낮추고 유익한 HDL 콜레스테롤을 보호한다. 따라서 올바른 종류의 필수 지방산을 충분히 섭취하기 위해 올바른 음식을 섭취하는 것이 중요하다. 하지만 아무리 몸에 필요한 필수 지방산이라도 총 열량의 10% 이상 섭취하면 동맥에 축적되는 LDL 콜레스테롤이 증가하여 심혈관계 질환의 발병률이 높아지며 면역 기능을 손상시킬 수 있다.

흡연

　흡연자들은 종종 담배가 스트레스를 덜어 준다고 한다. 그러나 흡연을 통해서 위안 및 안정감을 제공받을 수 있다는 생각은 심리적 효과에 지나지 않는다. 청소년 흡연자를 대상으로 한 연구에서 흡연은 스트레스를 증가시키는 것으로 나타났다. 또한 성인을 대상으로 한 연구에서도 흡연자의 스트레스 수준이 비흡연자의 스트레스 수준보다 약간 높은 것으로 나타났다. 따라서 흡연은 기분 조절에 도움이 되는 것과는 거리가 멀고, 오히려 스트레스를 악화시킨다.

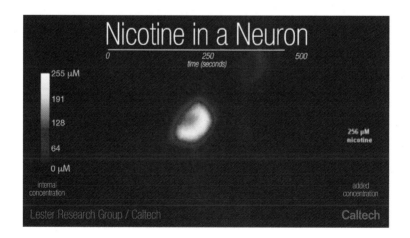

흡연 시 나오는 니코틴 분자는 체내에 들어가면 혈류를 통해 뇌세포로 이동한다. 이때 단백질을 합성하고 포장하여 세포 안팎의 다양한 위치로 배송하는 세포의 공장 및 창고와 같은 역할을 하는 소포체가 니코틴 수용체(nAChR)를 만든다. 소포체에서 만들어진 nAChR은 뇌세포 표면으로 이동하여 뇌세포에 도달한 니코틴 분자와 만나게 된다. 이때 행복감을 주는 기쁨의 화학물질인 도파민이 방출된다. 그러나 도파민에 의해서 경험하는 긍정적인 감정은 오래 가지 않으며 도파민 수치가 감소하면 흡연하기 전보다 스트레스 수준이 높아진다.

존슨(Johnson) 등은 화학공장의 남성 근로자들을 대상으로 직업성 스트레스와 흡연 유형 간의 관계를 분석하였다. 그들은 이 연구에서 흡연자 중 높은 스트레스 상태에 있는 사람들은 낮은 스트레스를 경험하는 사람들에 비해 유의미하게 과흡연하게 된다는 것을 발견하였다(Am J Public Health, 1990). 즉, 증가되는 스트레스에 대처하기 위해 담배에 대한 의존도가 증가하게 된다는 것이다. 그리고 흡연자가 담배를 피우지 않는 동안에 받는 스트레스가 증가해 비흡연자보다 더 많은 스트레스를 받게 된다고 한다. 또한 흡연으로 인한 스트레스, 혈압상승, 혈관수축과 같은 부정적인 반응은 뇌위축으로 이어질 수 있다. 따라서 흡연자들은 비흡연자들에 비해서 노년기에 전체적인 인지 기능이 더 저하되고 인지 유연성 및 기억력과 같은 여러 인지 영역에서 평균 점수가 더 낮다고 한다

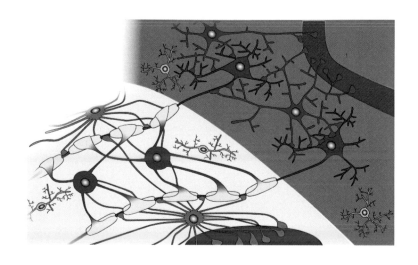

예일대 정신과에서 실시한 연구에서 흡연자의 뇌는 비흡연자의 뇌보다 왼쪽 대뇌 반구의 바깥층을 감싸고 있는 대뇌피질의 회백질이 얇았다. 또한 흡연량이 많고 흡연기간이 길수록(어린 나이에 흡연할수록) 대뇌피질의 두께가 더 얇았다. 또한 반베르그(Vangberg) 등은 50~66세 흡연자 873명을 대상으로 한 연구에서 참가자 중 45%에서 뇌로 가는 혈류가 감소하여 백질의 위축을 유발하는 뇌 백질고강도 현상을 발견하였다(NeuroImage, 2019).

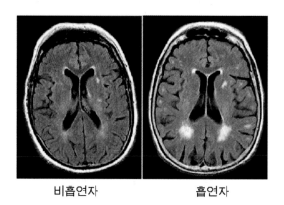

비흡연자   흡연자

퇴행성 뇌 질환인 치매의 특징이 뇌 회백질과 백질의 위축이라는 점을 감안할 때 흡연은 치매 위험성을 증가시킬 수 있다. 또한 치매 중에 가장 흔한 알츠하이머병 사례의 14%가 흡연에 기인하는 것으로 추정되고 있다. 따라서 흡연에 의한 뇌 형태 변형과 영향 등의 연관성에 대해 많은 연구가 진행되고 있다.

올바른 식사

나이가 들어감에 따라 우리가 먹는 음식이 기억력과 치매가 발생할 가능성에 영향을 미칠 수 있다고 한다. 예를 들어 스테이크에는 건강에 해로운 LDL 콜레스테롤 수치를 높이는 것으로 알려진 포화지방이 풍부하다. 트랜스지방도 포화지방과 같이 LDL 콜레스테롤 수치를 높이는 역할을 한다. LDL 콜레스테롤은 동맥에 축적되어 동맥을 손상시켜 심장에 좋지 않은 것으로 알려져 있다. LDL 콜레스테롤은 뇌에도 좋지 않다. 뇌혈관에 LDL 콜레스테롤 플라크가 쌓이면 조용한 뇌졸중을 유발하는 작은 막힘이 발생할 수 있고, 더 크고 치명적인 뇌졸중을 일으켜 뇌 조직을 손상시킬 수 있다. 어느 쪽이든 뇌세포가 정상적으로 기능하는 데 필요한 산소를 공급할 혈액이 부족하게 되어 사고와 기억을 손상시킬 수 있다.

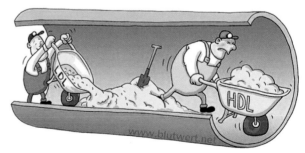

포화지방과 트랜스지방이 음식의 악당이라면 불포화지방은 LDL 콜레스테롤을 감소시켜 혈관 건강에 도움이 될 수 있다. 특히, 건강한 불포화지방(올리브 오일, 생선, 견과류)이 많은 음식은 치매 발생률을 낮춘다고 알려져 있다. 그러나 특정 음식이 기억을 보호하는 것처럼 보이지만 뇌와 음식에 대한 과학적 연구가 많이 진행되어 있지 않아 기억력 향상 음식을 추천하기에는 아직 초기 단계라고 말한다.

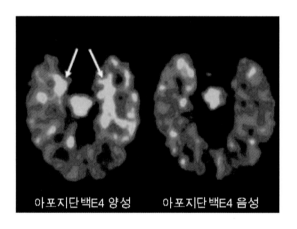

많은 심혈관 위험 인자가 알츠하이머병을 포함한 치매의 위험 인자이기도 하므로, 과학자들은 심장에 좋은 것이 뇌에도 좋을 수 있다고 한다. 연구에 의하면 포화지방과 트랜스지방이 많은 붉은 고기나 버터와 같은 음식을 많이 섭취한 여성은 이러한 지방을 적게 섭취한 여성보다 사고력과 기억력 테스트에서 결과가 더 나빴다. 그러나 포화지방과 트랜스지방이 많은 식단과 기억력 저하 사이의 연관성에 대해서 아직은 명확하지 않다.

부(Bu) 등은 60~70대의 알츠하이머병에 걸린 사람의 약 65%가 체내 지방 대사에 관여하는 아포지단백E 유전자를 가지고 있는 것을 발견하였다. 또한 이 유전자의 변형인 아포지단백E4 유전자를 가지고 있는 사람들은 뇌에 아밀로이드 플라크라고 하는 끈적한 단백질 덩어리가 더 많아 알츠하이머병에 걸릴 위험이 증가하는 것을 발견하였다(Nature Reviews Neurolog, 2019). 아밀로이드 플라크 침착은 알츠하이머병의 특징이지만 아직 아포지단백E4 유전자와 알츠하이머병에 대한 정확한 관계는 발견되지 않았다.

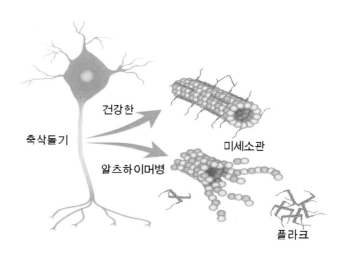

지방이 많은 식단과 기억력 저하 사이의 연관성은 아직 명확하지 않다. 또한 기억력과 집중력을 향상시킨다고 하는 많은 식이 보조제는 대부분 과학적인 검증이 되지 않았다. 또한 많은 식이 보조제는 기억력과 집중력을 치료하거나 예방하는 데 효과적이지 않은 것으로 나타났다. 따라서 앞으로도 뇌와 음식에 대한 많은 과학직 연구가 계속 필요하다.

III

뇌 안에서는 어떤 일이

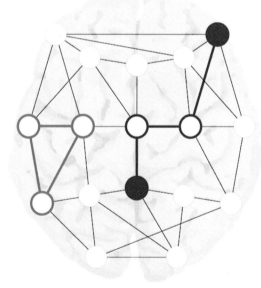

좋은 일이 생긴다고 생각하는 것만으로도 뇌에 변화가 일어나

뉴런

　뉴런은 뇌와 신경계의 기본 단위로 전기 및 화학 신호를 사용하여 정보 전달에 참여하는 작은 세포다. 세포 염색법이 발달하기 이전인 1800년대 중반까지는 뇌 조직을 염색해 보면 신경섬유나 돌기들이 너무 밀집해서 거미줄같이 얽히고설켜 있어 뇌 조직이 연속적인 덩어리로 보였다. 따라서 뇌 조직이 세포가 모여서 이루어진 것이라고는 판단하기 어려웠다. 이러한 이유로 인해 뇌는 생물학의 기본 원리에서 벗어난 예외로 간주되었다. 즉, 세포가 모여서 이루어진 것이 조직이라는 생물학적 원리가 뇌에서만은 그렇지 않다는 것이 당시 해부학의 정설이었다.

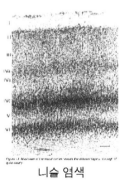
니슬 염색

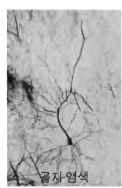
골지 염색

1873년 골지(Golgi)는 뇌 조직을 구성하는 모든 세포(뉴런)를 염색하는 대신 샘플당 5~10%의 세포만을 염색하여 얽힌 신경 조직 덩어리 속에서 개별 세포 구조를 볼 수 있는 골지 염색법을 개발하였다. 과학자들은 이 염색법을 사용하여 20세기 초 처음으로 뉴런을 발견하였다. 뉴런의 발견은 과학자들이 뇌세포의 발달과 구성에 대한 생각을 바꾸는 계기가 되었다. 그 후 골지 염색법은 신경계, 특히 배아 발달에 관한 연구에 많은 정보를 제공하였다.

　　보통 성인의 뇌 무게는 몸무게의 약 2%에 불과하지만, 뇌에는 대략 860억 개의 뉴런과 신경교세포가 얽혀 있다. 또 뉴런은 아무렇게나 얽혀 있는 것이 아니라 위치마다 뉴런의 배열 상태와 연결 상태가 모두 다르다. 따라서 서로 다른 뇌 영역은 서로 다른 회로 구조를 가지고 다른 기능을 수행하도록 되어 있다. 특히 뉴런의 상호작용을 통하여 뇌의 작동 및 몸의 움직임의 제어를 정의할 수 있다.

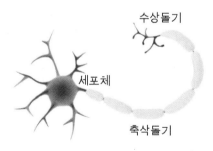

　　뉴런은 보편적으로 머리 역할을 하는 세포체, 세포체에서 한쪽으로 길게 뻗어 나온 굵은 축삭돌기와 거기서 파생되어 나온 수많은 수상돌기로 구성된다. 뉴런은 수상돌기를 통해 주변의 뉴런들

로부터 수많은 정보를 받고 축삭돌기를 통해 주변 뉴런에게 정보를 전달한다. 이 모든 과정은 전기신호를 통해 이루어지며, 화학적 신호들은 전기신호를 돕는 일만 하는 것으로 알려져 있다.

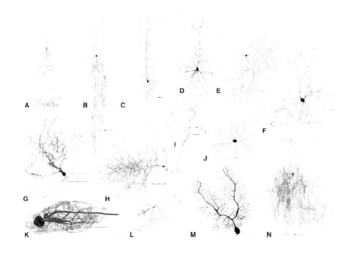

뉴런은 축삭돌기와 수상돌기의 방향과 개수, 전체적인 모양에 따라 다양한 종류로 분류하는데 최근에는 유전자를 이용하여 보다 명확하게 뉴런의 종류를 분류하려는 시도가 이어지고 있다. 타직(Tasic) 등은 유전자 발현을 이용하여 쥐의 대뇌피질에 있는 뉴런을 133개의 유형으로 분류하였다(Nature, 2018). 그러나 뉴런의 역할이 무엇인지, 뉴런의 상호작용을 통해 어떻게 우리의 기억이 저장되고 지워지는지, 심지어 그 종류가 얼마나 다양한지에 대해서도 아직은 명확히 이해하지 못하고 있다.

골지와 카할의 논쟁

신경과학의 역사에서 주목 받은 사건들 중 하나가 19세기 말 신경계에도 세포설이 적용되는지에 대한 골지와 카할(Cajal)의 논쟁이었다. 오늘날에는 뇌가 뉴런으로 구성되어 있다는 것이 분명해 보인다. 그러나 소뇌를 얇게 자르는 기술을 사용하여 현미경으로 뉴런을 식별하는 기술이 개발된 지 얼마 되지 않았던 당시에는 뇌 구조에 대해 충분히 알려지지 않았다.

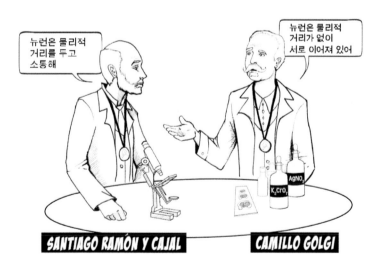

골지는 정신과에 관심을 가지고 연구를 하였지만 정신 질환과 뇌의 육체적 병변을 연결할 수 없었다. 그는 병원 주방을 임시 실험실로 바꾸어 연구하던 중 많은 시행착오 끝에 노란색 배경에 세포를 검은 색으로 돋보이게 하는 염색기술을 개발하였다. 골지는 이 염색법을 사용하여 뇌신경계가 독립된 뉴런의 집합이 아니라 하나의 연속 네트워크로 존재한다는 네트워크 이론을 발표하였다.

그러나 1887년 카할은 조직을 질산은에 길게 한 번 담그는 골지 염색 대신 두 번 짧게 담그는 방법을 사용하여 얼룩의 색상과 세부적인 이미지를 개선하였다. 그는 개선된 염색법을 사용하여 뇌가 독립된 뉴런으로 구성되어 있다는 뉴런 이론을 발표하였다. 이 아이디어는 신경계의 무수한 뉴런들이 상호 접합되어 연결된 네트워크를 이룬다는 입장이어서 신경계가 하나의 연속 네트워크로 존재한다는 골지의 이론과 충돌하였다.

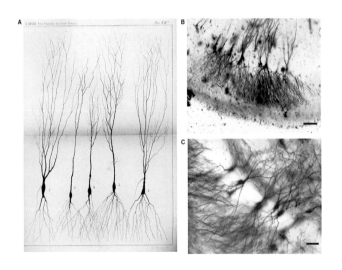

뉴런의 존재와 그 뉴런들 사이의 관계가 명확히 규명되지 못했던 당시 이 논쟁은 골지의 네트워크 이론과 카할의 뉴런 이론 간의 패러다임 충돌로 비춰졌다. 공교롭게도 이론적인 대립 상태에 있던 골지와 카할의 논쟁은 주변의 뉴런과 접합되지 않은 상태로 시냅스 연결을 이루고 있는 뉴런이 직접 발견되면서 카할의 뉴런 이론을 받아들이게 되었다(노벨상, 1906).

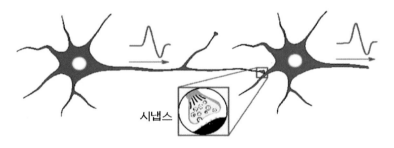

시냅스

이후 뉴런에 대한 후속 연구를 통하여 시냅스는 하나의 뉴런에서 다른 뉴런으로 신호를 전달하는 특수한 접점구조 역할을 하며 시냅스 틈새는 약 2/1억m라는 것을 알게 되었다. 이를 통하여 골지의 네트워크 이론 대신 카할의 뉴런 이론이 받아들여졌지만 골지의 염색기술이 아니었다면 이러한 발견을 결코 만들지 못했을 것이다.

뇌 가소성

뇌는 뉴런이라고 하는 신경세포로 구성되어 있다. 뉴런은 학습 등 다양한 자극을 받으면 발화라 불리는 전기적 신호를 발생시킨다. 이 전기신호는 축삭돌기를 통해 세포체로부터 멀어진다. 전기신호가 수상돌기의 끝에 도달하면 신경전달물질을 분비하고 이 신경전달물질은 시냅스라고 하는 작은 틈새를 뛰어넘는다. 그러면 다음 뉴런이 전기신호를 전달한다. 이러한 방법으로 뉴런은 수다스럽게 서로 대화를 한다.

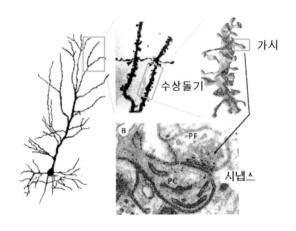

하나의 뉴런은 1,000~10,000개의 시냅스를 형성할 수 있다고 알려졌다. 이를 토대로 계산해 보면 일반적인 성인의 뇌는 약 860조~8,600조 개의 시냅스를 형성할 수 있다. 이렇게 복잡하고 다양한 시냅스는 뇌의 다양한 부위에 존재하며 특정 신경회로망을 만들고, 궁극적으로는 뇌 기능을 매개하는 기초가 된다. 1970년대 후반까지만 하더라도 인간이나 동물의 뇌는 성인이 된 이후에는 특정한 영역의 기능이나 구조가 변하지 않는다는 것이 일반적인 생각이었다. 이런 통념은 다양한 실험을 통하여 변하게 되었다.

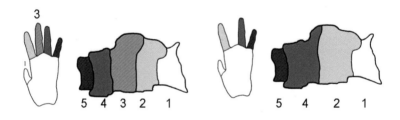

1978년 메르체니히(Merzenich)는 원숭이의 오른손 중지를 외과적으로 제거하고 대신 검지와 약지를 계속 사용하게 하자 원숭이 뇌에서 중지를 담당하던 뇌 영역을 검지와 약지가 대신 사용하는 현상을 발견하였다. 또한 아미에즈(Amiez) 등은 인간과 침팬지를 비교한 연구에서 뇌 크기는 모두 유전적이었으나 인지 기능과 관련된 대뇌피질의 영역에서 인간이 침팬지보다 훨씬 덜 유전적으로 제어된다는 것을 발견하였다(Eu J Physiology, 2019). 과학자들은 이에 대한 잠재적인 설명으로, 태어날 때 인간의 뇌는 다른 동물에

비해 덜 발달한 상태로 태어난다고 한다. 따라서 다른 동물에 비해 인간의 뇌는 뇌 형성에 있어서 더 긴 기간 동안 주변 환경으로부터 영향을 받을 수 있다고 한다. 따라서 대뇌피질의 유전적 제어 정도의 차이가 우리의 고유한 인지능력을 설명하는 기초가 될 수 있다는 것을 알게 되었다.

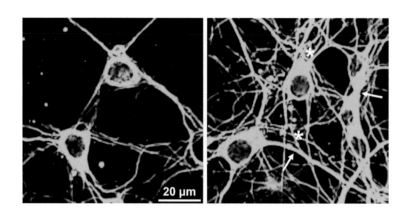

이처럼 인간이나 동물의 뇌는 어떻게 쓰느냐에 따라 특정한 영역의 기능이나 구조가 변하는데 이러한 현상을 뇌 가소성이라고 한다. 뇌 가소성은 환경 변화에 대한 적응성을 높이고 부상을 보상하기 위해 물리적으로나 화학적으로 변화한다.

반복적으로 특정한 뇌 기능을 자주 사용하면 특정한 뇌 영역의 뉴런의 축삭돌기를 감싸고 있는 지방질 조직이 발달하고 이를 통해서 뉴런의 정보 전달 속도를 빠르게 한다. 이런 훈련이 지속적으로 반복되면 뇌 영역 사이를 연결하는 수상돌기의 수가 증가하거나 해마와 같은 뇌의 일부 영역에서는 새로운 뉴런이 생겨나 뇌의 특정 영역이 커지거나 두꺼워지기도 한다. 뇌 가소성을 증가시키고 건강한 뇌를 유지하려면 어떻게 해야 하는지는 많은 과학자들의 연구 대상이 되었다.

인간에만 존재하는 뉴런

전통적인 속설에 의하면 인간의 뇌는 다른 동물에 비해 크고 정교하게 발달되어 왔지만, 그 구성은 비슷하다고 한다. 이런 측면에서 보면 동물 연구의 결과를 확장하면 인간에게 있어서도 어느 정도 결과를 예측할 수 있다. 이러한 이유에 의해서 인간의 질병과 치료 연구는 쥐를 비롯한 동물을 대상으로 효과나 독성 연구를 먼저 하고 있다. 즉, 동물에게서 효과가 있다고 판단되면 이후 사람을 대상으로 연구하고 여기서 효과가 입증되면 신약으로 인정받는다. 하지만 동물 연구에서 효과가 입증된다 하더라도 사람을 대상으로 하는 임상시험이나 질병 연구에서는 맞지 않는 경우가 많다. 이러한 이유로 과학자들은 동물에는 없고 인간에만 존재하는 뉴런이 있을 거라는 생각을 하게 되었다.

타마스(Tamás) 등은 뇌세포에서만 활성화되는 유전자 탐지 기법을 사용하여 의식과 사고 기능에 관련이 있는 대뇌피질에 대해서 연구하고 있었다. 그들은 신체를 기증한 50대 남성 2명의 뇌 샘플에서 나오는 전기신호를 기록하는 과정에서 쥐의 뇌세포에서 관찰된 적이 없는 특이한 유형의 세포들을 발견하였다. 다른 방법을 사용하여 공동 연구를 하고 있던 레인(Lein) 등도 쥐, 원숭이, 인간의 뇌에서 발견되는 세포 유형을 확인하던 중 우연히 쥐와 같은 설치류의 뇌에서는 전혀 발견되지 않았던 새로운 뉴런을 인간의 뇌에서 발견하였다.

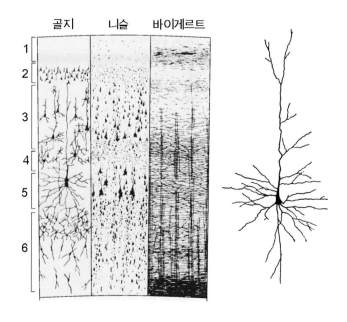

이들이 발견한 뉴런은 뇌에서 정보 흐름을 통제하여 욕구나 욕망을 적절히 억제하는 데 중요한 역할을 하는 억제 뉴런의 새로운 종류였다. 또한 이 뉴런은 대뇌피질의 첫 번째 층에 위치하며 세 번째 층에 위치한 피라미드 뉴런과 함께 시냅스를 이룬다는 것을 확인하였다(Nature Neuroscience, 2018).

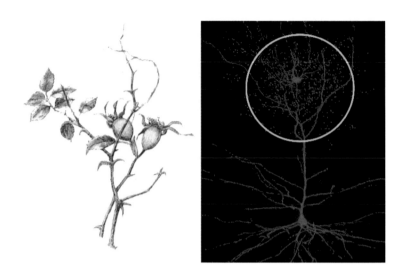

  이들은 이 억제 뉴런의 축삭돌기가 형성하고 있는 밀집한 다발의 모양이 꽃잎이 떨어진 이후의 장미와 비슷하여 장미열매 뉴런이라고 이름을 붙였다. 장미열매 뉴런의 발견을 통하여 인간의 뇌는 진화 과정에서 쥐가 가지고 있지 않은 뇌세포를 하나 이상 더 가지고 있음을 알게 되었다.

  이를 통하여 인간의 뇌는 쥐의 뇌보다 크고 정교할 뿐 구성은 유사하다는 통념이 깨졌을 뿐만 아니라 인간의 뇌를 독특하게 만든 요인을 이해할 수 있게 되었다. 그러나 장미열매 뉴런이 인간의 뇌에서 어떤 상황에서 작용하는지, 몸속에서의 실제 기능이 무엇인지에 대한 연구가 필요하다.

05

신경교세포

뇌에는 뉴런과 신경교세포(Glial)가 있다. 뉴런은 신호전달물질을 분비하고 신호를 전달하는 중요한 역할을 하는데 반하여 신경교세포는 단순히 뉴런 사이의 공간을 채워서 뉴런을 고정하는 역할을 한다고 오랫동안 알려져 있었다. 따라서 과거의 뇌 연구는 주로 뉴런에 집중되어 왔다. 뉴런에 편중된 뇌 연구는 신경과학의 창시자인 카할부터 시작되었다. 카할의 그림에는 뉴런만 그려져 있고 신경교세포는 그려져 있지 않았다.

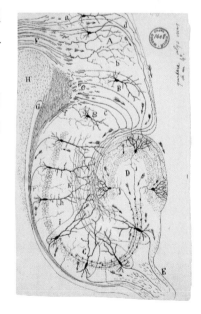

신경교세포가 단순히 뉴런을 고정하는 역할만을 한다고 가정할 경우 인지 기능에 대해 설명하기가 어려웠다. 따라서 과학자들은 인지 기능에서 신경교세포의 역할을 탐구하기 시작했다. 이러한 이유로 신경교세포에 대한 연구는 뉴런에 대한 연구에 비해 비교적 나중에야 진행되었다. 이를 계기로 귀족으로서 뉴런이 수세기 동안 누리던 우위에 대한 도전을 받게 되었다. 최근 정상적인 뇌 기능을 위한 신경교세포의 추가 기능과 중요성이 강조되고 있지만 아직 많은 부분이 미지로 남아 있다.

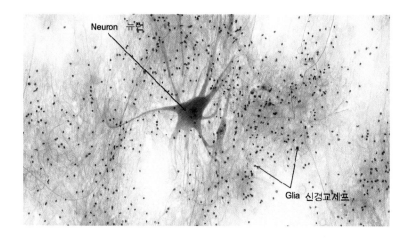

신경교세포(glial cell)에서 교(glia)는 접착제를 의미하는 그리스어로 신경교세포가 어떤 기능을 하는지 모를 때 신경교세포가 풀처럼 뉴런을 고정하는 역할을 할 것이라고 생각한 데서 유래하였다. 그러나 수십 년간의 연구에서 신경교세포의 추가 기능과 중요성이 강조되고 있다.

신경교세포는 진화 전반에 걸쳐 더욱 고도로 보존되어 왔으며 소뇌를 제외하고 포유류 뇌의 거의 모든 하위 영역에서 가장 풍부한 세포 유형이다. 신경교세포의 크기는 뉴런보다 작지만 수적으로는 뉴런보다 많을 것으로 추정된다. 신경교세포는 그 자체로는 신경전달물질을 분비하지 못하지만 뉴런들이 고유의 기능을 수행하는 데 도움을 주며, 뇌 조직이 손상되었을 때 이를 회복시키는 데도 매우 중요한 기능을 한다. 이 밖에도 신경교세포는 뉴런에 영양 물질의 공급, 효과적인 신호전달을 위한 세포절연, 면역작용 등 다양한 역할을 한다.

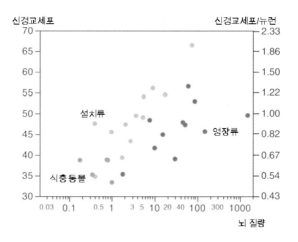

동물 연구에 따르면 지능이 증가함에 따라 그에 상응하는 신경교세포의 비율도 증가하는 것으로 알려져 있다. 특히 포크(Falk) 등은 아인슈타인의 뇌 사진 연구에서 아인슈타인은 높은 수준의 인지를 담당하는 뇌 영역 내에 특히 많은 수의 신경교세포를 가지

고 있었다고 발표하였다(Brain, 2013).

뇌의 전반적인 이해를 위해선 뉴런과 신경교세포의 상호작용에 대한 이해가 필수적이다. 따라서 신경교세포와 신경세포 간의 상호작용을 연구함에 있어, 신경교세포에서 분비되는 신호전달 물질에 대해 많은 연구가 진행되고 있다.

06

뇌 접착제 이상

신경교세포의 종류로는 형태에 따라 희소돌기아교세포, 성상교세포, 미세아교세포가 있으며 이 중 시냅스와 관련된 신경교세포는 성상교세포와 미세아교세포이다. 인간과 생쥐를 비교했을 때 뉴런과 관련된 유전자는 종들 간에 잘 보존되어 있지만 신경교세포와 관련된 유전자는 그렇지 않다는 것도 알게 되었다.

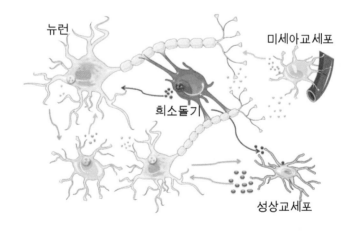

성상교세포는 별 모양으로 생겨 모든 방향으로 연결된다는 의미에서 유래되었다. 연구를 통하여 인간의 성상교세포가 설치류보다 크고 형태학적으로 다양성이 더 크다는 것을 발견하였다. 또한 성상교세포의 복잡성과 중추신경에서 일어나는 복잡한 정보 처리 사이에는 상관관계가 있음을 확인하였다. 이는 성상교세포가 뉴런처럼 정보 처리에 필요한 조건을 갖고 있다는 것을 의미하는 것이었다. 이러한 연구 결과는 오랫동안 단순히 뇌의 지원 세포로 여겨졌던 신경교세포가 실제로 인지 기능에서 중요한 역할을 하고 있음을 보여주는 대표적인 사례이다.

희소돌기아교세포는 전선의 피복처럼 뇌의 뉴런을 감싸고 있다. 신경전달이 빠르고 원활하게 이뤄지도록 하는 데 감초 역할을 한다. 만약 사고로 신경계에 손상을 입거나 중추신경계 질환으로 희소돌기아교세포의 구조가 파괴되면 인체 내 신경전달이 잘 이루어지지 않게 된다. 마치 전선의 피복이 벗겨지면 누전이 되고 전기 공급이 원활하지 않게 되는 것과 같다. 이렇게 되면 뉴런은 큰 손상을 입어 경련 및 마비 증상이 일어나고 신체기능을 점차 잃게 된다.

뇌 구조를 지원하는 물질로만 생각되었던 성상교세포는 혈액 내 이물질이 뇌로 들어가지 못하게 막는 혈액 뇌 장벽을 형성한다. 또한 성상교세포가 뉴런의 영양 공급 및 이온 농도 조절, 노폐물 제거, 식세포 작용, 신경조직 복구 시냅스, 신경전달물질 재활용 등에 관여하는 것으로 알려졌다.

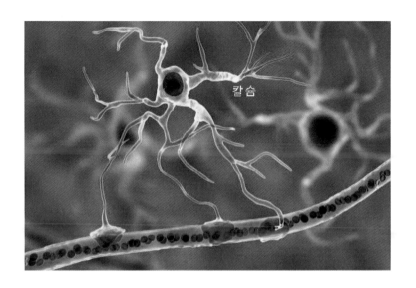

칼슘

성상교세포는 다른 성상교세포와 연결돼 있는데 성상교세포 내 칼슘이 빠져나오면서 다른 성상교세포로 신호가 전달된다. 엔거 (Enger) 등은 쥐의 수면 연구에서 쥐가 깨어 있는 동안과 수면 중에 뇌에서 성상교세포의 칼슘 신호 변화를 관찰하였다. 이들은 이 연구에서 성상교세포의 칼슘 신호가 깨어 있는 동안에는 높고 수면 중에는 낮다는 것을 확인하였다(Nature Communications, 2020). 이를 통하여 성상교세포는 수면조절 작용 과정에 뉴런의 전기신호를 사용하는 것과는 달리 칼슘 신호를 이용하는 것을 알게 되었다.

미세아교세포는 신경계의 대표적인 면역세포지만 오랫동안 주목을 받지 못하였다. 즉, 미세아교세포는 평소에는 작용을 하지 않다가 오래되거나 감염된 세포 등 제거해야 할 대상이 생기면 손상 부위로 이동하여 제거하는, 뇌 속의 면역세포 정도로 여겨졌다.

그런데 2010년부터 미세아교세포와 성상교세포가 시냅스의 구조를 안정시키거나, 시냅스를 제거하는 역할에 관여한다는 사실이 밝혀지면서 주목을 받기 시작하였다. 뉴런은 신경줄기세포로부터 분화된 후 적절한 위치로 이동하고 축삭돌기를 뻗어 근처에 있는 다른 뉴런들과 시냅스를 형성한다. 이때 미세아교세포와 성상교세포는 시냅스 형성을 촉진하는 물질을 분비하거나 안 쓰는 시냅스를 없애는 과정을 통하여 효율적인 뇌 회로 형성에 관여하는 것으로 알려져 있다.

이렇게 좋은 일을 하는 신경교세포도 뉴런을 죽이는 악역으로 돌변한다는 연구 결과가 나왔다. 포사티(Fossati) 등은 염증에 노출된 인간 줄기세포 유래 성상교세포가 전형적인 성상교세포 기능을 잃는 것을 확인했다. 즉, 성상교세포가 뉴런을 죽이는 독소를 분비하고 뉴런의 성숙이나 발화를 지원하지 않았다는 것이다(Neuron, 2020). 이들의 연구는 뉴런의 기능 장애로 일어나는 알츠하이머, 다발성 경화증, 파킨슨병 및 기타 질병에 대한 새로운 치료 기회를 제공하게 될 것이다.

단백질 엉킴

 퇴행성 신경 질환, 즉 정상적인 사람이 나이가 들면서 세포가 손상되어 점차 증세가 나타나는 병을 알츠하이머병이라고 한다. 알츠하이머병은 비정상적으로 당과 단백질이 뭉쳐진 덩어리인 아밀로이드 플라크를 제거하지 못하여 유발된다고 알려졌다. 알츠하이머병에서 아밀로이드 플라크의 역할은 1906년 알츠하이머(Alzheimer)에 의해 처음으로 알려졌다.

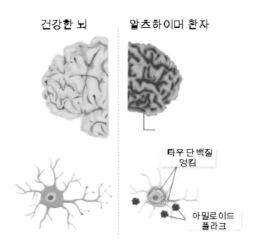

알츠하이머병 환자의 뇌 조직을 현미경으로 검사하면 아밀로이드 플라크와 신경섬유다발 등이 관찰된다. 아밀로이드 플라크는 알츠하이머병의 증상이 나타나기 10~15년 전부터 증가하기 시작한다. 반점처럼 생긴 덩어리인 아밀로이드 플라크는 뇌의 뉴런 사이 신호전달 시스템인 시냅스를 교란하고 파괴해 알츠하이머병을 유발한다. 질병 초기에는 주로 기억력을 담당하는 주요 뇌 부위인 해마와 내후각피질 부위에 국한되어 나타나지만 점차 두정엽, 전두엽 등을 거쳐 뇌 전체로 퍼져 나간다. 따라서 아밀로이드 플라크는 알츠하이머병을 진단할 때 중요한 척도이다.

정상인도 소량의 아밀로이드가 만들어지지만 빠르게 분해된다. 따라서 아밀로이드는 특별한 구조 없이 실처럼 풀린 형태로 뇌척수액에 녹아 뉴런을 보호한다. 그런데 이 단백질 유전자에 이상이 생기면 아밀로이드가 비정상적으로 과다하게 생성되어 분해되지 않고 뇌세포 주변에 쌓이면서 딱딱한 아밀로이드 플라크를 형성하게 된다. 아밀로이드 플라크는 해마를 포함한 뇌의 특정 영역에서 발생해 특정 정신 기능의 장애를 유발한다. 아밀로이드 플라크가 유발하는 장애로는 과거 사건을 회상하거나 새로운 정보를 기억하는 데 어려움이 발생하고, 성격이 공격적이거나 편집증적으로 바뀌어 일상생활을 어렵게 만드는 여러 증상이 있다.

뇌 손상도 알츠하이머병의 발병 위험을 증가시킨다는 연구가 나오면서 뇌 손상과 알츠하이머병의 연관성에 대해 많은 논란이 되고 있다. 밀케(Mielke) 등은 70세 이상의 노인 589명을 대상으로 연구를 하였다. 대상자 중 141명이 가벼운 인지 기능 저하 증상을 보였다. 연구팀은 대상자들이 과거에 머리에 충격 등으로 일시적인 의식 상실 또는 기억 상실이 있었는지 여부를 조사하였다. 그 결과, 인지 기능 손상이 있는 141명 가운데 18%가 머리 부위에 부상을 입었던 적이 있는 것으로 조사됐다. 또 뇌 스캔 결과에서도 인지 기능 손상이 나타난 그룹에서는 알츠하이머병의 신호인 아밀로이드 플라크가 다른 그룹에 비해 더 많은 것으로 나타났다(Neurology, 2014). 이는 머리 부위에 부상을 입는 것과 알츠하이머병 간에 관련이 있음을 보여주는 결과라고 말하였다.

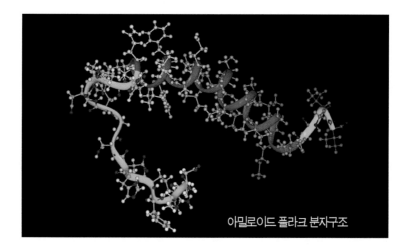

아밀로이드 플라크 분자구조

스트로퍼(Strooper) 등은 아밀로이드 플라크 부근의 뇌세포에서 일어나는 분자 변화와 아밀로이드 플라크에 복잡한 반응을 일으키는 뇌세포가 어떻게 협력하고 작용하는지 연구하고 있었다.

2020년 스트로퍼르 등은 아밀로이드 플라크가 증가함에 따라 근처 성상교세포와 미세아교세포의 57개 플라크 유도 유전자(PIG)가 공동 발현되었으며, 아밀로이드 플라크가 없는 경우에는 공동 발현되지 않는 것을 발견하였다.

성상교세포는 뇌에서 뉴런의 기능을 돕고, 미세아교세포는 뇌 조직 안에 변성된 세포나 이물질 등을 제거하는 역할을 한다. 한편 희소돌기아교세포는 플라크 발생 초기에는 수초의 분화를 촉진하고 발달을 조절하는 등 중요한 역할을 하는 수초 유전자(OLIG)를 증가시켰다. 그러나 플라크가 진행됨에 따라 이러한 유전자는 침묵하고 대신 일부 염증 유전자를 활성화하는 것을 발견하였다 (Cell, 2020). 스트로퍼르 등의 연구는 알츠하이머병을 유전자 단위에서 확인하였다. 따라서 이들의 연구는 알츠하이머병 진단 기술 발전과 더불어 치료제 개발에도 많은 영향을 주게 될 것이다.

최근에 알츠하이머병의 주범은 지금까지 추정돼 온 뇌 뉴런 표면에 침착된 아밀로이드 플라크가 아니라 타우 단백질일 가능성이 높다는 연구가 발표되었다. 주이(Joie) 등은 알츠하이머 환자 뇌의 병리적인 타우 단백질 엉킴을 영상화하면 뇌가 위축될 위치를 1년 이상 앞서 예측할 수 있다고 밝혔다. 이와 대조적으로, 지난 수십 년 동안 알츠하이머병 연구와 약물 개발의 초점이 되었던 아밀로이드 플라크의 위치는 질병이 진행됨에 따라 손상이 어떻게 진행될 것인지를 예측하는 데 거의 유용하지 않다고 한다(Science Translational Medicine, 2020).

수십 년의 연구에도 불구하고 아밀로이드 플라크가 알츠하이머병에 실제로 어떻게 기여하는지는 아직 명확하지 않은 것 같다. 따라서 알츠하이머병의 주범이 아밀로이드 플라크냐 타우 단백질이냐의 논쟁에는 과학적인 연구가 필요해 보인다.

근육 감소

보편적으로 근육은 30세 무렵부터 감소하여 평생 감소가 진행되는 경향이 있다. 일부 근육 감소는 근육 발달을 자극하는 성장 호르몬과 근육세포의 강도와 크기를 키우는 데 도움을 주는 테스토스테론 수치의 감소로 인해 발생하기도 한다. 나이로 인한 근육량의 감소는 최대 10~15%이다. 그리고 질병이 없는 경우 10~15% 이상의 손실은 대부분 규칙적인 운동으로 예방할 수 있다. 또한 말 그대로 살의 손실을 의미하는 근육 감소증은 질병이나 극도의 비활동으로 인해 발생하기도 한다.

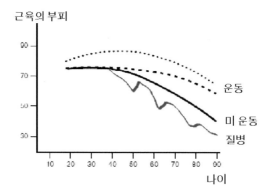

많은 사람들이 나이가 들어감에 따라 잠재적으로 알츠하이머병이나 다른 유형의 신경 퇴화를 유발할 수 있는, 뇌에 축적되는 단백질의 엉킴에 대해 걱정한다. 근육 감소증이 있는 사람이나 나이가 많은 생쥐와 사람을 보면 근육에 단백질이 엉켜 있는 것을 볼 수 있다. 따라서 과학자들은 알츠하이머병을 유발하는 단백질 중 일부는 근육에 엉켜 근육 감소증을 유발한다는 생각을 가지게 되었다.

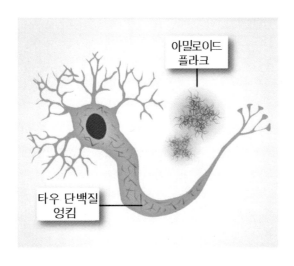

뇌는 스트레스가 많은 환경(박테리아 또는 바이러스 침입 등)을 감지하면 뉴런의 하위 집합이 말초 세포에 전기신호를 전송하여 단백질 엉킴 해체, 단백질 생산 촉진 및 동원 등으로 스트레스에 반응한다. 그러나 전기신호는 단기 반응만 생성하기 때문에 지금까지 장기 반응에 대해서는 확인되지 않았었다.

딜린(Dillin) 등은 959개의 세포를 가지고 있으며 그 중 56개의 신경교세포를 가지고 있는 꼬마선충을 대상으로 진행한 장기적인 스트레스 반응 연구에서 뇌에 있는 4개의 신경교세포가 호르몬을 방출하여 스트레스 반응을 제어하는 것을 발견하였다. 또한 4개의 신경교세포는 단백질 엉킴을 제거하여 꼬마선충의 수명을 75%까지 증가시키는 것도 발견하였다(Science, 2020).

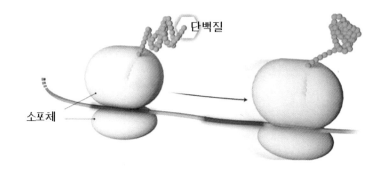

딜린 등의 발견은 꼬마선충의 신경교세포가 뉴런을 보호하기 위해 소포체와 통신하여 단백질 엉킴을 제어한다는 것을 보여 주는 결과였다. 이는 단백질을 접어서 골지 장치를 이용하여 세포의 다른 부분으로 보내기 전에 신경교세포가 단백질을 분류하고 포장하는 역할을 하는 소포체를 자극하는 것을 의미하는 것이었다. 생쥐와 꼬마선충은 진화론적으로 다른 길을 걸어왔지만 생쥐의 신경교세포도 꼬마선충의 신경교세포와 유사한 역할을 하는 것으로 밝혀졌다. 이를 통해 과학자들은 인간도 마찬가지일 것이라는 생각을 하게 되었다.

따라서 신경교세포가 방출하는 호르몬을 찾을 수 있다면 나이가 들어감에 따라 장기적인 스트레스 반응으로 발생하는 근육 감소증을 막을 수 있게 될 것이다. 또한 근육 소모 및 비만과 싸우며 건강하게 수명을 늘리는 약물의 개발로 이어질 수 있게 될 것이다.

장내 미생물

　19세기부터 과학자들은 장과 정신 건강 사이의 연관성에 대해
궁금해 했다. 1885년에 박테리아가 부족한 동물은 죽을 것이라고
추측한 파스퇴르(Pasteur)로부터 영감을 받아 과학자들은 장에 있
는 미생물의 중요성을 인식하기 시작하였다.

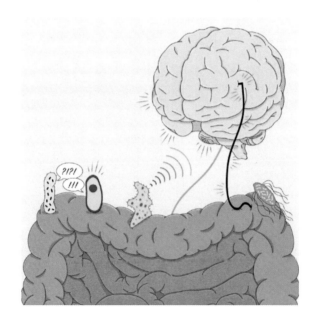

포유류의 장에는 숙주와 함께 진화한 1조 이상의 미생물이 장내 미생물군을 구성하여 상호 유익한 관계를 형성하고 있다. 최근에는 많은 연구를 통해 장내 미생물이 면역 체계에 참여하고 병원균에 대한 숙주 방어에서 중심적인 역할을 한다는 것이 알려졌다. 또한 장내 미생물과 뇌 사이의 연관성은 오랫동안 추측되어 왔지만 최근 수십 년 동안 뇌와 행동에 대한 장내 미생물의 인과적 영향이 밝혀지기 시작하였다.

일본 규슈대 과학자들은 스트레스에 대한 장내 미생물의 면역력을 알아보기 위해서 장내 미생물을 없앤 쥐와 정상 쥐에게 동일한 스트레스를 유발하였다. 그들은 이 실험에서 장내 미생물을 없앤 쥐에서 스트레스 호르몬이 정상 쥐보다 2배나 많이 나오는 것을 확인하였다. 이들의 연구는 쥐가 스트레스를 처리하는 방식에 미생물이 영향을 미친다는 것을 보여 주는 결과이다.

또한 파킨슨병을 연구하던 캘리포니아 공과대 과학자들도 파킨슨병 환자의 장내 미생물과 정상인의 장내 미생물을 쥐에게 이식하는 실험을 하였다. 그들은 이 실험에서 정상인의 장내 미생물을 이식받은 쥐보다 파킨슨병 환자의 장내 미생물을 이식받은 쥐에서 파킨슨병 증세가 더 많이 나타나는 것을 확인하였다. 이를 통하여 파킨슨병의 증세를 악화시키는 장내 미생물도 있다는 것을 확인하였다. 이후 과학자들은 장내 미생물과 뇌의 관계에 관심을 가지게 되었다.

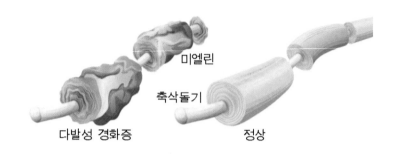

미엘린

축삭돌기

다발성 경화증   정상

퀸타나(Quintana) 등은 다발성경화증에 걸린 쥐를 이용하여 장
내 미생물에 대한 연구를 하고 있었다. 다발성경화증은 어떤 이유
에서인지 면역세포인 성상교세포가 뉴런의 축삭돌기를 둘러싸고
있는 미엘린을 공격해 결국 뉴런이 죽어 신경계에 이상이 생기는
자가면역질환이다. 2006년 퀸타나 등은 미세아교세포와 성상교세
포가 염증반응에 관여한다는 사실을 발견하였다. 즉, 장내 미생물
이 트립토판을 먹고 배출한 물질이 뇌로 가서 미세아교세포의 탄
화수소 수용체(AHR)를 활성화시키는 것을 발견하였다. 미세아교
세포의 AHR이 활성화되면서 면역세포인 성상교세포의 활동이 감
소하면서 염증이 억제되는 것을 확인하였다. 그러나 AHR에 어떤
신호분자가 붙어야 성상교세포의 활동이 활성화되는지에 대한 실
체를 밝히지는 못하였다.

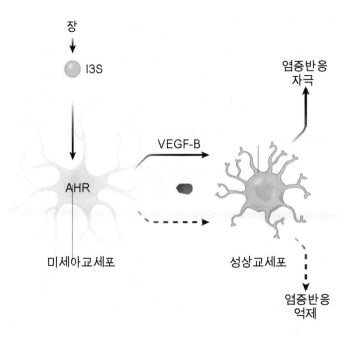

퀸타나 등은 후속 연구에서 다발성경화증에 걸린 쥐에게 트립토판이 부족한 먹이를 주자 염증 증세가 악화됐고 트립토판을 보충한 먹이를 줄 경우 증세가 완화되는 것을 발견하였다. 그들은 이 실험에서 미세아교세포에서 발현되는 AHR에 장내 미생물이 트립토판에서 만든 대사산물의 하나인 I3S가 붙어야 특정 단백질(TGF-α, VEGF-B)이 분비되는 것을 확인하였다. 즉, I3S는 성상교세포의 염증반응을 자극하는 VEGF-B 유전자의 발현은 억제하고, 염증반응을 억제하는 TGF-α 유전자의 발현은 촉진하였다. 그 결과 다발성경화증의 증상이 완화되는 것을 확인하였다(Nature, 2018).

인지는 원래 중추신경계에 의해서만 조절되는 것으로 생각되었으나 장내 미생물의 대사산물이 뇌를 변화시킬 수 있다는 많은 연구 결과가 나오고 있다. 이를 통해 과학자들은 장내 미생물의 대사산물과 미생물로부터 유래된 분자는 중추신경계에서 염증을 유발하여 통증, 우울증, 불안, 자폐증, 알츠하이머병과 같은 뇌 질환에 크게 관여하고 있다는 것을 알게 되었다. 또한 장내 미생물 생태계에 가장 큰 영향을 미치는 요인 중 하나는 생활습관이다. 따라서 식습관에 대한 많은 연구들이 진행되고 있다.

뉴런 생성

인간은 나이가 들면 자연스럽게 뉴런을 잃게 된다. 따라서 시간이 지남에 따라 새로운 기억을 분리하고 저장하는 데 어려움을 겪는 등 기억의 다른 측면에 영향을 미칠 수 있다. 예를 들어 같은 날 두 사람과 나눈 대화를 혼동하거나 새로운 정보를 기억하는 데 어려움이 있을 수 있다. 그러나 신경 발생을 통해 뉴런의 숫자를 더 늘릴 수 있다면, 이러한 주요 뇌 기능을 회복하는 데 도움이 될 수 있다. 따라서 새로운 뉴런의 생성은 과학계의 중요한 연구 대상이었다.

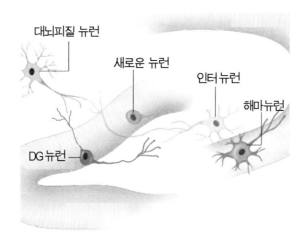

성인 동물의 뇌가 새로운 뉴런을 만들 수 있다는 첫 번째 힌트는 성인 쥐의 뇌에서 뉴런의 생성 가능성을 시사한 올트먼(Altma)의 연구를 들 수 있다(Science, 1962). 그 후 1970년대와 1980년대에 발표된 다른 동물의 연구에서도 새로운 뉴런의 생성을 뒷받침하는 결과들이 발표되었다. 사람 뇌의 뉴런 생성에 관한 연구는 게이지(Gage) 등의 연구를 들 수 있다.

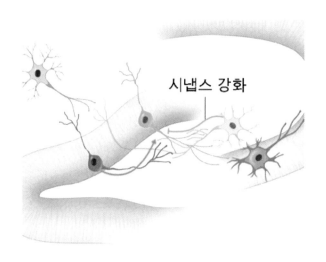

게이지 등은 암환자들을 대상으로 새로운 뉴런에만 착색되는 물질(BrdU)을 이용하여 암세포 증식 정도를 확인하고 있었다. 그들은 이 과정에서 인간의 해마에서 착색된 뉴런을 발견하였다(Nature, 1998). 이는 인간의 뇌에서도 새로운 뉴런이 생성된다는 사실을 의미하였다. 무엇보다 이들 암환자들의 연령대가 50대에서 70대에 걸쳐 있었기 때문에 게이지 등의 연구 결과는 뉴런이 태어난 이후 죽을 때까지 새로 태어난다는 것을 확인한 중요한 발견이었다. 에릭슨(Eriksson) 등도 탄소연대측정법을 응용해 사망자 뇌 해마에서 뉴런의 생성 시기를 추적해 보니 많은 뉴런이 생애 내내 생성되는 것으로 보인다는 연구 결과를 발표하였다(Cell, 2013). 이들의 연구를 통하여 새로운 뉴런 생산을 위한 능력이 나이에 따라 감소하지만 동물의 뇌처럼 인간의 뇌에서도 새로운 뉴런을 매일 수백 개씩 만들어낼 것이라고 과학자들은 생각하게 되었다.

그러나 게이지나 에릭슨의 연구와는 너무 다른 연구 결과가 버일라(Buylla) 등에 의해서 발표되었다. 버일라 등은 태아부터 77세 나이대의 다양한 사망자와 뇌전증 환자 등 59명의 해마 일부 조직을 폭넓게 분석하였다. 그들은 샘플 분석을 통해 태어난 직후에는 가로세로 1㎜ 크기의 해마에서 평균 1618개의 새로운 뉴런을 발견하였다. 그리고 7세가 되면 새로운 뉴런의 수가 23분의 1로 줄어드는 것으로 나타났다. 그리고 18세 이상이 되면 해마에 새로운 뉴런 생성이 완전히 사라지는 것으로 조사됐다. 새로운 뉴런이 마지막으로 발견된 나이는 11세에서 13세라는 내용을 발표하였다(Nature, 2018).

인간 뇌 해마에서 새로운 뉴런 생성이 아동기에 끝난다는 이번 연구 결과는 지난 20년 동안 나이와 상관없이 기억과 학습을 담당하는 뇌의 해마에서 꾸준히 뉴런이 만들어진다는 그동안의 통설을 정면으로 뒤집은 결과였다. 성인이 되어도 만들어지는 뉴런을 이용해 알츠하이머나 우울증과 같은 뇌 질환을 치료하려고 시도했던 과학자들에게 이 연구 결과가 몰고 온 파장은 컸다. 이 연구 결과가 사실이라면 그동안 과학자들이 시도한 뇌 질환 치료가 의미를 잃기 때문이다.

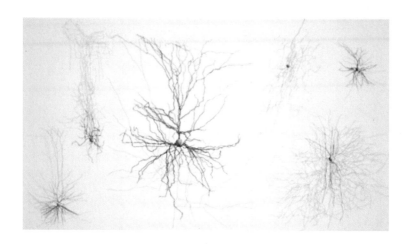

하지만 기증받은 뇌가 뇌전증을 앓고 있었던 환자의 뇌였으므로 사망 직전 극도의 스트레스나 우울증 등이 영향을 줬을 수 있다고 버일라 등의 연구가 갖고 있는 한계점을 지적하는 과학자들도 있었다.

볼드리니(Boldrini) 등은 버일라 등이 발표한 논문의 한계를 보완한 연구를 하기 위해서 두뇌 은행을 세우고 기증자에 대한 광범위한 임상 정보를 수집하였다. 볼드리니 등은 건강하게 살다가 갑자기 죽음을 맞이한 14~79세 28명을 대상으로 뉴런이 생성에 대한 연구를 하였다. 이들은 새로운 뉴런의 생성에 영향을 미칠 수 있는 우울증을 앓지도 않았으며 항우울제 복용도 없었다. 볼드리니 등은 해마가 너무 커 뉴런을 하나하나 세고 분석하는 것은 비현실적이어서 해마에 있는 뉴런 발생을 양으로 확인하는 방법을 개발하였다. 그들은 작은 부분을 검사하고서 이를 바탕으로 수학적인 모델을 사용해 서로 다른 유형의 세포 수를 계산하고 해마 전체에 있는 특정 단백질의 분포를 계산하였다. 해마 내에서 새로 형성된 뉴런과 혈관 상태 등을 계산한 결과 버일라 등의 결과와 다르게 성인의 뇌에서도 새로운 뉴런이 만들어지는 것을 발견하였다. 하지만 고령일수록 혈관 발달이 적었고 오래된 해마의 뉴런은 시냅스 가소성과 관련된 단백질의 합성이 낮은 것으로 나타났다(Cell Stem, 2018).

유아가 세상을 경험하면서 2~3세까지는 뉴런당 시냅스가 2,500개에서 15,000개로 증가하여 시냅스 가소성이 증가한다. 이후의 시기에는 시냅스 가지치기, 즉 잘 사용되지 않는 경로는 제거하고 자주 사용되는 경로를 강화하게 된다. 다시 말해, 아이들은 자신의 경험을 사용하여 과잉 생산되고 조직화되지 않은 시냅스를 강화하거나 잘라내어 시간이 지나면 더 체계적이고 효율적인 뇌를 갖게 된다. 그러나 이들의 연구는 나이가 들수록 시냅스 가소성과 관련된 단백질의 합성이 낮아 시냅스 가소성이 감소하는 것을 의미하였다.

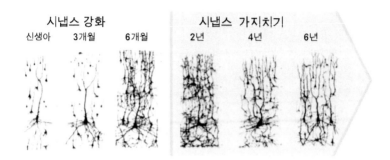

시냅스 강화   시냅스 가지치기

신생아   3개월   6개월   2년   4년   6년

연구 결과처럼 성인 뇌에서의 새로운 뉴런 생성에 대한 논쟁은
정리가 되지 않았다. 그러나 이제 과학자들은 뉴런의 생성보다 시
냅스 강화나 제거 등 뉴런의 변형에 많은 연구를 하고 있다.

어셈블로이드

인간의 두뇌가 어떻게 발달하는지 아는 것은 지적장애, 간질, 정신분열증에서 자폐증에 이르기까지 신경 발달 장애 환자의 뇌에서 질병의 진행과정을 파악하기 위해 매우 중요하다. 그러나 성장하는 인간의 뇌 내부를 둘러볼 수도 없고 또한 동물 모델을 사용했을 때 실제 사람에게도 같은 결과가 나올 것인지에 대해서는 확신을 가지지 못하고 있다. 그러나 인간배아줄기세포 및 유도만능줄기세포를 포함한 줄기세포 기술의 출현과 급속한 발전은 인간의 뇌 발달과 신경 질환에 대한 새로운 통찰력을 제공하고 있다. 대표적인 사례로 오가노이드가 있다.

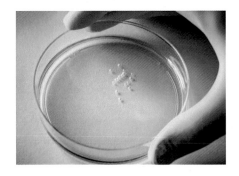

오가노이드는 유도만능줄기세포와 같은 세포 분열 이전 상태의 세포를 이용하여 특정 신체 기관을 체외에서 재현해 낸 장기 유사체를 말한다. 오가노이드는 세포가 분열하는 과정에서 실제 신체 기관을 재현하고 이를 관찰할 수 있어 재생 의학 분야에서 큰 주목을 받고 있다.

랭커스터(Lancaster) 등은 유도만능줄기세포에 영양소와 산소를 공급해 뉴런을 만드는 연구를 하던 중 배양접시에 하얀색의 동그란 물체가 떠 있는 것을 발견하였다. 랭커스터 등은 처음에는 그것이 무엇인지 몰라 잘라 보았더니 뉴런이 나왔고 그것이 뇌 조직이었다는 것을 알게 되었다. 이들이 발견한 뇌는 지름이 2㎜ 수준으로 지름이 17㎝인 인간의 뇌보다는 작았고 9주 정도 된 태아의 뇌와 비슷한 크기였다(Nature, 2013).

랭커스터 등이 초기 발달 단계 수준의 뇌를 만들어냈는데도 세계적으로 주목 받았던 이유는, 최초로 유도만능줄기세포를 이용해 실제로 뇌의 기능을 하는 3차원 뇌 오가노이드를 개발했기 때문이다.

유도만능줄기세포는 이미 분화된 세포의 시간을 되감기하는 역분화 기술을 사용해 만드는 것으로, 이미 병들거나 역할이 정해진 줄기세포를 배아줄기세포 같은 만능형 줄기세포로 되돌리는 것이다. 이렇게 만들어진 유도만능줄기세포는 인체의 어느 장기로도 발전할 가능성을 갖게 된다. 랭커스터 등의 연구 발표 이후 줄기세포를 이용해 뇌 오가노이드를 만드는 연구 결과가 잇따라 나오고 있다.

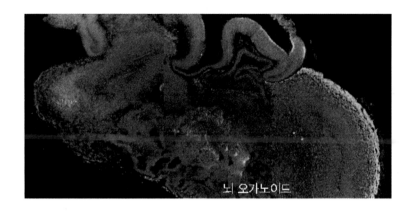

뇌 오가노이드

하퉁(Hartung) 등은 성인 5명이 기증한 피부 세포에서 유도만능줄기세포를 만든 뒤 유도만능줄기세포에 산소와 영양소를 공급하자 스스로 뇌와 유사한 모양으로 자라면서 8주 만에 3차원 뇌 오가노이드가 만들어졌다. 이 뇌는 2만여 개의 세포로 구성됐고 지름이 350μm(마이크로미터) 정도로 크기가 집파리의 눈 정도 크기라서 육안으로 겨우 볼 수 있을 정도였다. 이 뇌 오가노이드에는 4종의 뉴런과 2종(성상교세포, 희소돌기아교세포)의 지지세포가 들어 있는 것을 발견하였다. 하퉁 등은 실제로 뇌 오가노이드에서 미엘린이 생성되면서 뉴런의 축삭돌기를 둘러싸기 시작하는 것을 볼 수 있었다. 또한 뇌 오가노이드에서 뇌신경 사이에 신호가 전달될 때 생기는 전기의 흐름도 측정할 수 있었고 실제 인간의 뇌처럼 약물을 투여하자 뉴런들이 서로 신호를 전달하며 소통하는 등 뇌 활동의 원초적인 단계로 볼 수 있는 반응을 보였다(AAAS, 2016).

뇌 오가노이드를 임상에 사용한 예로 지카바이러스 연구가 있다. 송홍준 등은 유도만능줄기세포로 만든 뇌 오가노이드를 이용해 예전에는 할 수 없었던 지카바이러스와 소두증에 대한 연구를 하였다. 송홍준 등은 뇌 오가노이드를 이용하여 지카바이러스의 공격으로 뇌의 뉴런이 죽어 뇌의 부피가 줄어드는 것을 확인하였다. 이를 통해 지카바이러스와 소두증의 연관 관계를 증명하였다 (Cell, 2016).

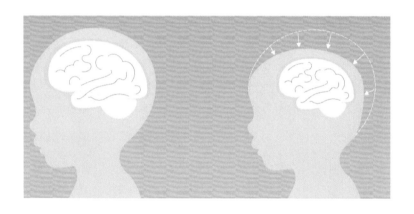

꾸준히 발전해온 뇌 오가노이드 기술은 미숙아에게 관찰되는 수준의 전기적 활동이 만들어졌을 뿐 아니라 연구진이 실험을 중단시키기까지 수개월간 뇌파를 지속적으로 발산하는 수준까지 개발되어 왔다. 그러나 뇌 오가노이드에는 뇌 외부에서 파생되는 혈관계 감각 입력 또는 미세아교세포가 없어 뇌의 기능을 수행하기 위한 다양한 세포 및 조직 사이의 상호작용이 이뤄지지 못한다는 근본적 한계점이 있었다.

간질 및 자폐증을 포함한 여러 신경 발달 상태를 연구한 파코 (Paca) 등은 뇌 오가노이드와 척수 오가노이드를 결합한 어셈블로 이드(assembloid)를 연구하고 있다.

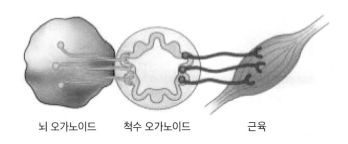

뇌 오가노이드   척수 오가노이드   근육

뇌 오가노이드와 척수 오가노이드를 결합하고 이를 다시 근육과 연결하면 신경근 접합부를 형성하여 근육 활동을 유발할 수 있는 뉴런과 조직 사이의 상호작용이 가능하게 된다. 따라서 별개의 영역을 담은 오가노이드를 어셈블로이드로 결합하면 인간 뇌의 영역간에 발생하는 상호작용 측면을 모델링하는 데 사용할 수 있다. 줄기세포에서 뇌 오가노이드 및 어셈블로이드를 유도하는 기술은 질병의 연구 및 치료에 점점 더 많이 활용되고 있다. 그러나 뇌 오가노이드 및 어셈블로이드에는 의식이 나타날 수 있어 윤리적 의문이 제기되고 있다.

IV

뇌는 청소도 필요해

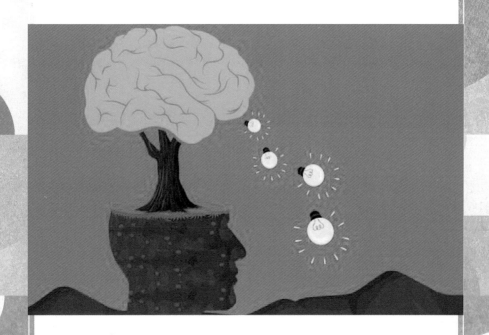

하루만 지나면 기억이 리셋되는 그녀에게
날마다 고백하는 남자의 슬픈 사랑

첫 키스만 50번째

하등 척추동물의 뇌는 관 모양이며 고등 척추동물의 뇌는 배아
발달 과정에서 상당한 변형을 겪는다. 하지만 전뇌, 중뇌, 후뇌의
세 영역은 뇌의 초기 발달 단계부터 식별할 수 있다. 따라서 발생
학적으로 뇌를 전뇌, 중뇌, 후뇌로 분류한다.

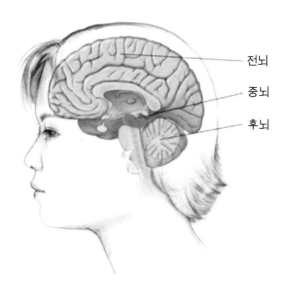

전뇌
중뇌
후뇌

뇌의 모든 부분은 함께 작동하지만 각 부분에는 고유한 특성이 있다. 전뇌는 대뇌피질과 변연계로 구성되어 있으며 대뇌피질은 대뇌의 외측 부분을 덮는 얇은 층으로 피질은 나무껍질을 뜻하는 라틴어에서 유래되었다. 대뇌피질은 표면적을 증가시켜 많은 뉴런을 담기 위해 주름이 잡혀 있다. 대뇌피질은 보편적으로 6개의 층 구조를 가지며 뇌에 있는 뉴런의 25%가 모여 있는 곳으로, 우리 몸의 감각이나 운동 기능을 비롯해 인지, 기억, 의식 등을 관장한다. 대뇌피질은 주름을 펴서 펼쳐 놓았을 때 신문지 한 장 정도의 넓이고 두께는 1~4.5㎜로 다양한데 평균 2.5㎜인 뉴런 막이다. 대뇌피질이 두껍다는 것은 부분적으로는 뉴런들의 연결망이 그만큼 많고 복잡하다는 것을 나타낸다.

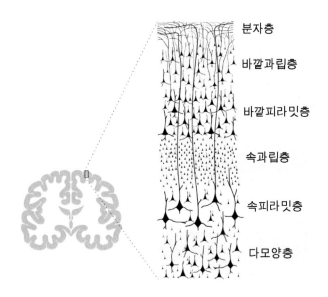

겔라(Guallar)의 연구에 의하면 대뇌피질은 나이가 들수록 두께가 감소하는데 감소 속도는 학습 기간에 영향을 받는 것으로 나타났다(Neurology, 2015). 또한 대뇌피질의 감소는 알츠하이머병, 치매와 같은 신경 질환의 진행과 관련이 있는 것으로 밝혀졌다.

변연계는 대뇌피질에 의해 완전히 둘러싸여 있고 보통 지름 1㎝ 정도, 길이는 5㎝ 정도이다. 변연계는 기억을 저장하고 기억을 다시 떠올리는 데 중요한 역할을 하는 해마, 그리고 감정을 담당하는 편도체로 분류된다.

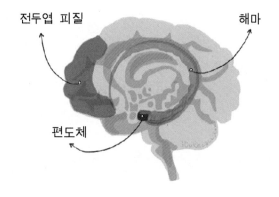

감각기관을 통해 새로운 정보가 뇌로 들어오면 기억으로 전환되는 부호화 과정을 거치게 된다. 이때 해마는 부호화된 정보를 저장하고 있다가 대뇌피질로 보내는 중요한 역할을 한다. 따라서 새로운 정보를 인식하고 일시적으로 관장하는 뇌 기관인 해마가 손상되면 옛 기억이 그대로 남아 있어도 자신이 경험하는 모든 것이 사라져 가는 이상한 세상에 살게 된다.

영화 「첫키스만 50번째」의 주인공은 하루만 지나면 기억이 초기화된다. 그런 그녀에게 날마다 고백하는 남자를 다룬 이 영화에서도 해마 손상에 대해서 상당히 정확하게 묘사하고 있다.

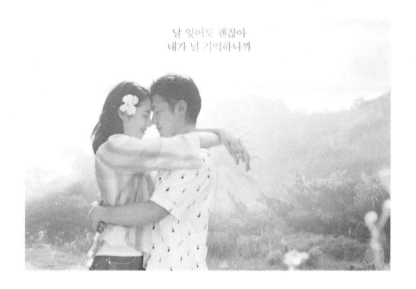

해마 앞쪽에 있는 편도체는 해마의 끝부분에 속하는 곳으로 동기, 학습, 감정과 관련된 정보를 처리하는 데 중요한 역할을 하는 곳으로 알려져 있다. 그러나 최근 왕(Wang) 등은 쥐의 편도체 중앙에서 통증에 활성화되는 뉴런의 집단을 발견하였다. 이 뉴런들은 상황에 따라 통증을 전달하는 신경을 연결하기도 하고 신경을 끊어 통증을 차단하기도 하면서 통증을 조절하는 것을 발견하였다(Nature Neuroscience, 2020).

그동안 과학자들은 통증 치료를 위해 신경기관 내에서 고통을 제어하고 있는 영역을 찾고 있었다. 그리고 소수의 과학자들은 찾고 있던 그 영역이 부정적인 감정 등을 유발하는 편도체 안에 있다고 추정해 왔다. 왕(Wang) 등의 발견은 잠재적으로 만성 통증 완화를 위한 강력한 치료를 가능하게 하였다.

기억을 만드는 해마

　학습 스트레스 등 일시적인 경험을 하게 되면 뉴런은 지속적인 기억 흔적에 일시적인 경험을 통합한다. 이 과정에서 뉴런의 시냅스는 장기적인 변형이 일어나는데 이를 시냅스 가소성이라고 한다. 즉, 정보의 저장은 시냅스 간의 장기적인 변형을 통해서 가능해진다. 따라서 뇌의 중심 역할인 학습과 기억 형성은 시냅스 가소성을 보여 주는 대표적인 예이다.

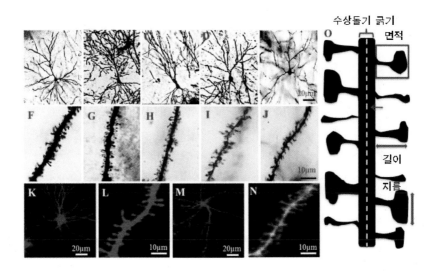

시냅스를 통해 뉴런에 많은 정보가 전달되면 뉴런은 부피가 증가하고 시냅스도 증가하는 장기강화가 일어난다. 또한 시냅스를 통해 뉴런에 정보가 전달되지 않으면 뉴런은 부피가 감소하고 시냅스도 감소하는 장기약화가 일어난다. 따라서 시냅스 가소성은 신경 회로의 초기 발달에 중요한 역할을 하는 것으로 생각된다. 장기강화 또는 장기약화는 해마에서 처음 발견되었다. 해마는 그리스어로 말을 의미하는 Hippo와 바다 괴물을 의미하는 kampos에서 파생되었고 뇌에서 가장 많이 연구가 된 영역 중 하나이다.

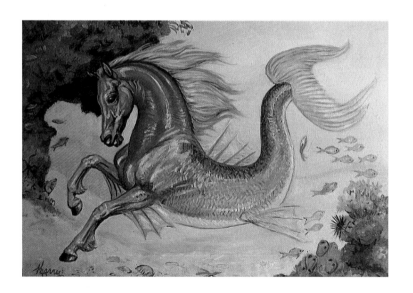

변연계는 감정적 기억, 무의식적 기억으로 공포나 분노에 중요한 역할을 하는 편도체와 새로운 기억의 형성, 강화 및 회복에 중요한 역할을 하는 해마로 분류된다. 해마는 변연계에서 가장 중요한 역

할을 담당하는 뇌 영역으로 보통 지름은 1㎝ 정도이고 길이는 5㎝ 정도이다. 그러나 기억의 형성, 강화 및 회복 과정은 해마의 독자적인 작용으로 일어나지 않고 다른 뇌 영역과 상호작용한다. 예를 들면 과거의 기억은 장기적으로 해마에 저장되지 않으며 해마는 장기 기억의 저장 과정에서 물류 센터의 역할을 하는 것이다.

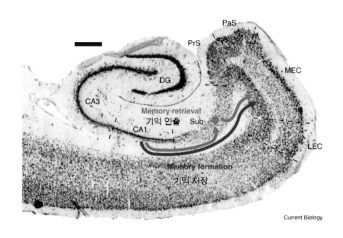

해마는 정보를 가져와 단기간 저장한 다음 대뇌피질로 보내 장기 기억으로 저장한다. 이때 해마가 하는 정보의 단기간 저장에는 크게 DG, CA3, CA1이 관여하는 것으로 알려졌고 전달 방향은 DG → CA3 → CA1으로 이루어진다. DG에서는 새로운 감각정보 중 전에 봤던 것과 비슷한 감각정보를 구분하고, CA3에서는 DG에서 넘어온 감각정보를 과거의 기억과 비교하고 통합하여 기억하고, CA1으로 감각정보가 최종적으로 도달하면 사물의 인식이 완전하게 이루어지게 된다. 해마의 기억 관련 기능은 여러 영역으로 나뉘어 있고 대부분은 충분한 연구가 끝난 상태지만, 기억을 불러내는 데 관여하는 해마이행부(Sub)라고 불리는 작은 부분에 대한 연구는 거의 수행이 되지 않은 상태이다.

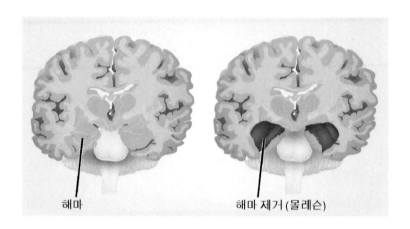

해마   해마 제거 (몰레슨)

해마는 새로운 기억 형성에 중요한 역할을 하기 때문에 해마가 질병이나 부상으로 손상되면 특정 유형의 기억에 장기적으로 심각한 영향을 미칠 수 있다. 해마 손상의 대표적인 사례로 1953년 몰래슨(Molaison)의 수술을 들 수 있다.

뇌전증을 앓고 있던 27세의 몰래슨은 조립라인에서의 일을 할 수 없을 정도로 몸이 쇠약해져 있었다. 따라서 일을 중단할 수 없던 몰래슨은 치료를 위해 해마를 포함한 뇌 양쪽에서 엄지손가락 크기의 조직 부분을 제거하는 수술을 받았다. 수술 후 몰래슨의 뇌전증은 완화되었지만 영구적인 기억 상실을 경험하게 되었다. 그는 어린 시절의 일, 그리고 수술 전에 일어난 사건 등은 기억할 수 있었지만 몇 분 전 그의 방을 방문했던 사람을 다시 만났을 때에 그와의 만남을 기억하지 못하였다. 과학자들은 몰래슨에 대한 연구를 통하여 해마와 인접한 영역이 우리의 일시적인 인식과, 그 인식을 평생 지속될 수 있는 기억으로 변환한다는 것을 알게 되었다. 몰래슨의 비극은 20세기 뇌 과학에서 가장 중요한 전환점 중 하나, 즉 학습 및 기억과 같은 복잡한 기능이 해마와 관련되어 있다는 것을 알게 된 계기가 되었다.

해마에 있는 뉴런과 뉴런의 특정 접합부인 시냅스 감소와 관련 있는 대표적인 뇌 질환으로 알츠하이머병, 우울증과 스트레스 등이 있다. 알츠하이머병의 초기 징후는 사람이 단기 기억을 잃기 시작하고 질병이 진행됨에 따라 해마의 부피가 줄어들고 일상생활에서 기능하기가 더 어려워진다는 것이다. 또한 심한 우울증이 있거나 외상 후 스트레스 장애가 있는 경우 해마의 부피가 줄어드는데, 해마 부피의 감소가 이들의 결과인지 아니면 기여 요인인지는 아직 확실히 밝혀지지 않았다. 질병 외에도 나이가 들어감에 따라 해마의 기능이 손상된다. 인간의 뇌를 MRI로 스캔한 결과 인간의 해마는 30세에서 80세 사이에 약 13% 축소되는 것으로 나타나 나이도 해마의 기능에 큰 영향을 미치는 것을 알게 되었다.

03

잊어버려

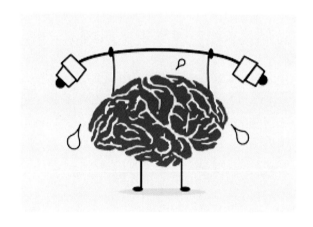

많은 사람들이 무언가를 잊어버리는 것은 기억 시스템의 실패라고 생각한다. 그러나 건강한 뇌에서도 항상 많은 것을 잊어버린다. 사실 메모리 관리 면에서도 실제로 우리가 하는 모든 일을 기억하는 것은 불리할 것이다.

잠시 동안 오늘 한 일을 생각해 보자. 예를 들어 오늘 직장에서 있었던 일은 비교적 간단히 기억할 수 있다. 마찬가지로, 오늘 만

난 사람들과 했던 대화도 쉽게 떠올릴 수 있다. 이렇게 오늘 일어
난 평범하고 일상적인 사건은 잘 기억하고 있다. 그러나 일주일 전
에 일어난 비슷한 일상의 기억은 어떤가? 아니면 한 달 또는 1년
전은? 특별한 일이 발생하지 않았다면, 일어났던 일의 대부분을 기
억하지 못할 것이다.

 과학자들은 정상적인 동물에게 있어 뇌에 새로운 뉴런의 생성은
기억에 도움이 된다고 믿고 있었다. 그러나 애커스(Akers) 등은 쥐
를 대상으로 한 실험에서 해마에 새로운 뉴런이 많이 생기는 유아
기에도 기억이 빠르게 잊히는 유아 기억 상실이 있음을 발견하였
고, 기억 형성 후 새로운 뉴런 발생이 감소하면 기억이 잊히는 현
상이 완화되는 것도 발견하였다(Science, 2014). 또한 새로운 뉴런이
해마에 통합됨에 따라 기존의 회로를 개조하는데, 이 과정에서 이
미 저장된 기억을 저하시킬 수 있다는 것이 이론적으로 알려져 있
었다. 그러나 이에 상응하는 실험은 알려져 있지 않았다. 따라서
이러한 딜레마를 해결하기 위해 많은 과학자들이 해마에 새로 생
성된 뉴런들과 기억의 형성에 대해 많은 연구를 진행하였다.

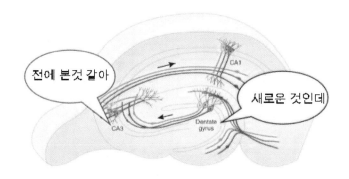

프랭클랜드(Frankland) 등은 운동 또는 신경 줄기 세포에 대한 유전적 조정을 통해 해마에 새로운 뉴런을 생성하는 방법을 사용하여 새로운 뉴런의 생성이 기억과 망각에 미치는 영향을 연구하였다. 즉, 쥐의 건망증을 테스트하면서 망각 효과가 이전 기억과 새로운 기억을 똑같이 위태롭게 하는지의 여부를 알아본 것이다. 프랭클랜드 등은 한 그룹의 쥐의 발에 충격을 가한 후 해마 신경 발생을 촉진한 다음 충격을 받은 동일한 용기에 넣었다. 다른 그룹의 쥐에게는 발 충격 후 거의 한 달이 지난 다음 신경 발생을 촉진하고 쥐를 용기에 다시 넣었다. 프랭클랜드 등은 이 실험을 통하여 새로운 뉴런의 증가는 이전의 기억을 약화시키는 것을 발견하였다. 또한 쥐가 정상보다 새로운 뉴런을 더 많이 만들 때 건망증도 더 발생하는 것을 발견하였다(Neuropsychopharmacol, 2016). 이 연구를 통하여 해마에 저장된 기존의 기억과 새로운 기억들이 서로 충돌할 때 새로운 기억의 저장을 방해하는 것을 알게 되었다. 또한 해마에 저장된 기존의 기억을 지속적으로 제거하는 것이 새로운 기억과의 충돌을 최소화하는 데 도움이 될 수 있다는 것도 알게 되었다.

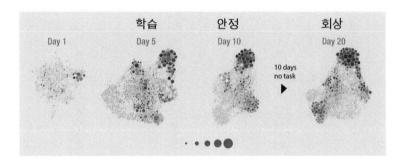

프랭클랜드 등의 발견은 새로운 뉴런이 회로에 통합됨에 따라 회로의 연결 패턴이 변경되고 정보가 이러한 연결 패턴에 저장되면 해당 정보가 손실될 수 있다고 주장하는 계산 모델링에 기반한 많은 이론적 논문과 일치하는 결과였다. 즉, 우리가 지속적으로 경험을 인코딩하는 동안 이러한 인코딩된 경험(기억)의 대부분이 '지워지고' 궁극적으로 일부만 유지된다는 사실과 일치하였다. 또한 이들의 연구는 비효율적으로 기억이 지워지는 기억장애 및 알츠하이머병이나 지난 일을 곱씹는 외상 후 스트레스 장애 및 우울증의 치료에 도움을 줄 것이다.

기억의 저장

맛집에서 점심을 먹은 일, 친구와 만나 나눈 이야기 등 삶의 매 순간은 머릿속에 사진처럼 남는다. 이런 소중한 기억들은 뇌 속 어디에 저장되는 걸까? 기억의 형성과 유지의 기초가 되는 복잡한 과정은 해마와 대뇌피질의 시냅스에 저장된다고 가정하지만 기억의 물리적 실체는 무엇인지에 대해서 여러 학설이 제시되었다.

카할은 기억의 물리적 성질로 뉴런의 시냅스를 나타내는 수상돌기 가시를 기억의 저장고로 가정하였다. 사실 나무와 뉴런을 비교하면 뿌리는 축삭돌기, 중앙 줄기는 세포체, 주변 가지는 수상돌기, 마지막으로 잎은 수상돌기 가시로 표시된다. 수많은 수상돌기 가시가 다른 세포로부터 정보를 받아 저장하는 역할을 한다는 것은 불가능한 일은 아니었다.

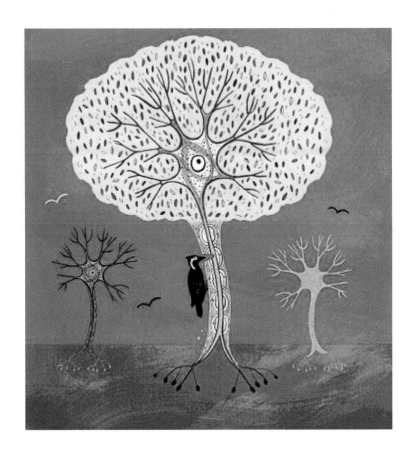

　그 후 좀 추상적인 이야기 같지만 세링톤(Sherrington)은 기억을 "대뇌피질에 있는 뉴런에 섬광이 스쳐가듯 충격파가 지나가며 복잡한 시간적 공간적 무늬를 짜 넣는 과정"이라고 설명하였다(노벨상, 1932). 그러나 기억이 뇌 안에 등록되고 저장되는 방식을 처음 설명한 사람은 헵(Hebb)이다. 그는 1949년 뉴런과 뉴런의 연결 부위인 시냅스가 서로 연결되면서 하나의 회로가 만들어지는데 인간

의 기억이 두 뉴런 사이의 시냅스에서 연결 강도로 저장 가능하다는 과감한 주장을 펼쳤다. 이들의 이론에 의하면 어느 시점에 뇌가 겪은 시간적, 공간적 무늬를 다시 재생해 엮어내는 것이 비로소 기억인 것이다.

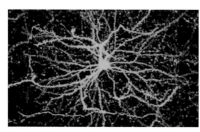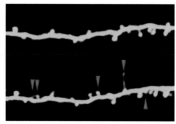

시냅스는 외부의 열이나 힘에 따라 변형되는 플라스틱처럼 우리가 겪는 경험이나 학습을 통하여 일정한 물질적, 구조적 변화를 일으킨다. 즉 물질적, 구조적 변화를 통하여 시냅스는 더욱 견고해지기도 하고, 약해지거나 새롭게 형성되기도 한다.

경험이나 학습을 통한 지식이 쌓이면, 뇌의 뉴런이 성장하고 뉴런간의 연결망(위 그림의 화살표)이 추가되는 능력을 가지고 있다. 과학자들은 이와 같은 과학적 근거를 바탕으로 기억은 뉴런 사이의 시냅스 중 일부에 저장된다는 헵의 가설을 지지하게 되었다. 그러나 학습에 의한 시냅스의 변화가 기억의 물리적 실체라고 생각하고 있었지만 시냅스의 어느 부분에 기억이 저장되는지, 기억의 물리적 실체는 무엇인지는 실험으로 확인되지 못하였다.

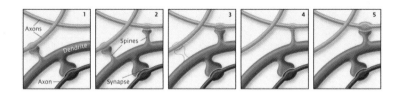

　강봉균 등은 하나의 뉴런에 연결된 수천 개의 시냅스를 종류별로 구분하는 기술(dual-eGRASP)을 개발하여 기억의 중추적인 역할을 한다고 알려진 쥐의 해마 속 뉴런의 시냅스를 연구하고 있었다. 이들은 쥐에게 공포기억을 학습시킨 후 기억저장 뉴런들 사이 시냅스들을 분석하였다. 공포기억이 수상돌기 가시의 밀도와 크기를 증가시켰고, 공포기억이 강할수록 수상돌기 가시가 커지는 것을 관찰하였다(Science, 2018). 이들은 추가적인 실험을 통해서 수상돌기 가시가 구조적 차이뿐만 아니라 기능적으로도 다름을 확인하였다. 이 실험을 통해서 특정 수상돌기 가시에 정보가 저장된다는 것을 실험적으로 확인하였다. 이러한 발견에도 불구하고 수상돌기 가시에 정보를 전달하는 과정에서 무엇이 정보의 강도 또는 용량을 증가, 감소시키는지는 정확히 알지 못하였다.

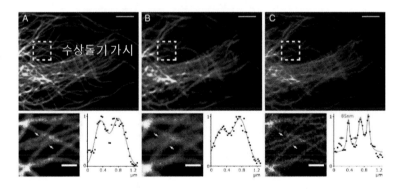

아라야(Araya) 등은 광자 두 개를 동시에 흡수하여 들뜬 상태에 도달한 후 빛을 방출하는 이광자 현미경을 사용하여 시냅스를 연구하던 중 수신된 입력에 따라 수상돌기 가시가 뇌의 뉴런 사이의 연결의 강도를 조정하고 학습과 기억에 기여하는 것을 발견하였다 (Nature Communications, 2020). 즉, 입력이 지속적이면 뉴런이 볼륨을 증폭하는 메커니즘이 작동하여 수상돌기 가시가 커져 특정 정보를 더 잘 받아들일 수 있고, 그렇지 않으면 수상돌기 가시가 작아져 정보를 차단한다는 것을 발견한 것이다.

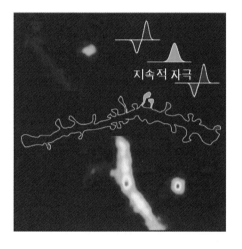

그러나 기억이 수상돌기 가시에 저장된다는 것만으로는 설명할 수 없는 실험 결과들이 나오고 있다. 글랜즈먼(Glanzman) 등은 바다달팽이의 꼬리에 약한 전기 자극을 가하였다. 이 과정을 여러 번 반복하며 달팽이가 몸을 수축하는 방어 반응을 보이도록 훈련시

컸다. 전기 자극을 받은 달팽이들의 수축 반응은 최대 1분 가까이 지속됐다. 연구팀은 이후 훈련을 받은 달팽이의 뇌에서 유전물질인 RNA를 추출해 학습 경험이 없는 달팽이의 뉴런에 주입했더니 전기 자극을 받은 달팽이와 같은 행동이 나타났다. 마치 기억을 이식한 것 같았다(eNeuro, 2018).

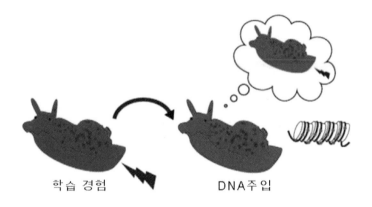

학습 경험   DNA주입

뉴런 핵 안에 있는 RNA가 기억 형성에 핵심적 역할을 한다는 연구들이 나오면서 기억의 흔적이 수상돌기 가시보다 훨씬 더 작은 유전물질에도 존재할 수 있다는 연구 결과가 발표되고 있다. 그러나 기억의 정체에 대한 연구는 아직도 거대한 수수께끼를 푸는 것처럼 미진하며, 앞으로의 여정은 이미 지나온 것보다 멀고 험난할지도 모른다. 분명한 것은 뇌의 어떤 곳에서 어떤 형태로든 기억의 흔적이 존재한다는 사실이다.

05

시냅스 지우기

파리나 벌레, 해파리 같은 무척추동물을 포함해 신경계를 가진 모든 동물은 잠을 자는 것으로 알려져 있다. 동물이 잠을 잘 때 천적의 공격에 노출된다는 점에서 모든 동물이 잠을 자도록 진화한 것은 불가사의 중 하나로 여겨진다. 우리는 삶의 3분의 1을 수면에 사용할 만큼 수면은 건강에 중요한 활동이다. 거의 100년에

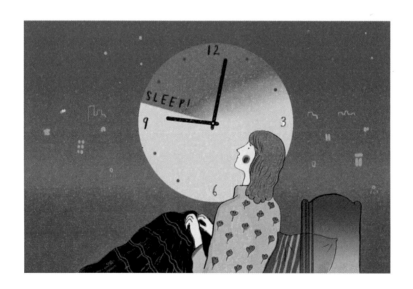

걸친 수면의 역할에 대한 연구에서 단기(몇 시간 동안) 수면 박탈은 기억력, 지속적인 주의력 및 지각 작업에 결함을 유발하는 것으로 알려져 있다. 또한 장기간(며칠 동안) 수면 박탈은 심각한 인지 장애를 일으킬 수 있다.

지난 20년 동안의 연구 결과에 의하면 인지 과정과 관련된 일부 형태의 시냅스 가소성이 수면 중에 우선적으로 발생하는 것으로 나타났다. 이는 수면 상태와 시냅스 가소성 사이의 연관성에 대한 가설을 뒷받침한다. 예를 들어, 여러 연구에서 수면 후 시냅스 약화를 나타내는 시냅스의 구조적 변화(시냅스 부피, 수상돌기 가시 밀도 및 수용체 구성의 변화 포함)가 나타났다. 즉, 수면과 시냅스 강도의 직접적인 측정을 통하여 수면이 시냅스 강도를 감소시킬 수 있다는 생각을 뒷받침하는 결과를 얻은 것이었다.

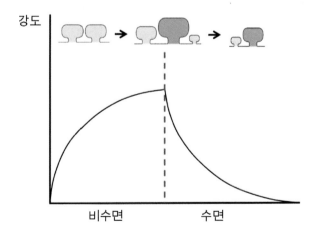

우리가 깨어 있을 때는 학습을 통해서 시냅스(또는 뉴런 간의 연결)가 강화되고 성장한다. 하지만 시냅스가 강화되고 성장하다 보면 어느 시점에서 시냅스의 포화 때문에 시냅스의 강화가 계속 일어날 수 없다. 이를 설명하기 위해 수많은 가설이 제시되기도 하였는데 그 중 하나가 시냅스 항상성 가설(SHY)이다. 시냅스 항상성 가설에 의하면 깨어 있는 동안 시냅스의 강화에 대응하기 위해 수면 중에는 뇌 전체에서 시냅스가 축소된다고 한다.

수면은 우리를 더 활기차게 하고 기분을 향상시킨다고 알려져 있으며, 또 오랫동안 잠을 못 자게 하면 다양한 치명적 뇌 기능 저하를 초래할 수 있다고 알려져 왔다. 그러나 최근까지 휴식을 취할 때 실제로 뇌와 신체에서 무슨 일이 일어나고 있는지, 왜 수면이 필요한지 명확한 이유는 밝혀지지 않았다.

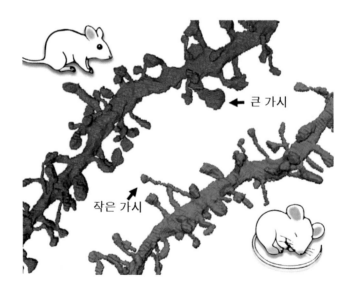

쥐를 대상으로 한 새로운 연구에 따르면 수면 중에 하루 종일 학습한 정보를 보유하고 있는 뇌세포 사이의 연결이 엄청난 수축을 겪는다고 한다. 시렐리(Cirelli) 등은 전자현미경을 사용하여 깨어 있는 쥐와 잠자는 쥐의 대뇌피질에서 가져온 수천 개의 초박형 뇌 조각을 스캔한 이미지로 7,000개에 가까운 시냅스의 크기를 측정하였다. 시렐리 등은 야행성 쥐들이 밤에 돌아다닐 때 시냅스, 특히 두 뉴런이 서로 닿는 표면적이 더 강해지고 커지는 것을 관찰하였다. 그리고 낮에 6~8시간의 수면을 취한 쥐는 시냅스 크기가 약 18% 감소하는 것을 발견하였는데 이러한 변화는 대략 80% 정도의 시냅스에서 나타났다. 그러나 비록 시냅스의 크기가 감소해도 기억을 구성하는 전체적인 연결 패턴은 그대로 남아 있었다(Science, 2017). 시렐리 등은 시냅스가 변화하지 않은 부분은 아마도 기억이 저장된 부분과 관계가 있을 것으로 예측하였다. 이들의 연구를 살펴보면 덜 중요한 기억은 완전히 지워지는 것이 아니라 단지 축소되는 것이며, 가장 크고 확고한 기억은 지워지지 않아 시냅스가 줄어들지 않는 것으로 보인다. 시렐리 등의 연구는 쥐를 대상으로 한 연구에서 이루어졌지만 인간 뇌의 전기 생리학적 기록에서 나온 간접적인 증거들이 이 아이디어와 일치하는 점을 들어 시냅스 재설정이 사람에게도 적용된다고 과학자들은 생각하고 있다.

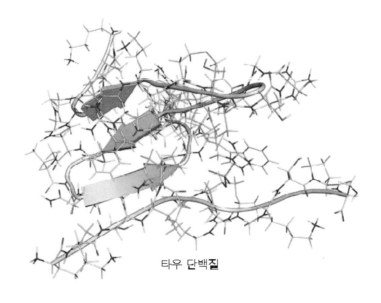

타우 단백질

홀츠먼(Holtzman) 등은 쥐와 인간의 뇌 연구에서 깨어 있는 시간과 수면 시간 동안의 타우 단백질 수치를 측정하였다. 홀츠먼 등은 쥐가 깨어 있을 때 타우 단백질 수치가 거의 두 배가 되는 것을 발견하였는데 수면 부족인 경우에도 타우 단백질 수치가 다시 두 배가 되는 것을 발견하였다. 연구원들은 밤을 새도록 강요된 건강한 성인을 대상으로 한 연구에서 알츠하이머병 환자와 동일한 뇌영역에서 아밀로이드 수치는 약 30%, 타우 단백질 수치는 약 50% 증가하는 것을 발견하였다(Science, 2019). 이들의 연구를 통하여 만성적인 수면 부족은 알츠하이머병을 일으키는 핵심 열쇠인 아밀로이드 단백질과 타우 단백질 수치를 증가시킨다는 사실을 알게 되었다. 또한 홀츠먼 등은 다른 연구에서 뇌에 타우 단백질 수치가 높은 사람은 깊은 수면을 취하지 못하는 것으로 나타났다.

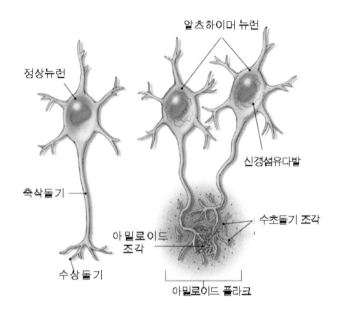

사람도 깨어 있는 동안에는 시냅스가 계속 연결되면서 다른 뉴런과 복잡한 회로를 만든다. 시냅스끼리의 연결은 나무뿌리에서 잔가지가 무성하게 나와 다른 잔가지와 붙는 현상과 비슷하다. 그런데 이렇게 낮 동안에 뇌의 시냅스가 자라고 많아져 포화상태에 이르면 신경 회로의 과부하를 방지하기 위해서 수면을 통하여 과부하가 해소된 뇌로 깨어나도록 하는 과정이 필요하다. 또한 건강한 뇌의 뉴런은 깨어 있는 시간 동안 자연적으로 약간의 타우 단백질을 방출하지만 일반적으로 수면 중에 제거된다. 본질적으로 뇌는 수면 중 쓰레기를 버리는 시스템을 가지고 있는 것이다. 수면 부족은 이런 사이클을 방해해 타우 단백질이 쌓이고 해로운 엉킴이 축적되도록 촉발하는 것이다. 따라서 수면 부족은 알츠하이머병의 조기 경고 신호라 할 수 있다.

홀츠먼 등의 연구는 지나치게 바쁜 삶을 살아가는 현대인에게 좋은 수면 습관의 필요성을 일깨우며, 수면이 알츠하이머병을 예방하거나 늦추는 최선의 방법이고, 숙면을 취하기 위해 최선을 다해야 한다는 것을 상기시키는 중요한 계기가 되었다.

06

디지털 치매

　정보 및 정보화 사회는 현대사회의 특징을 나타내는 중요한 개념 중 하나이다. 이제 사람들은 컴퓨터와 스마트폰으로 많은 일을 하면서 스마트 장치에 무섭게 의존하게 되었다. 1980년대부터 정보 소비의 양은 급증했고 앞으로도 계속 증가할 것이다. 15세기와 비교할 때, 우리는 이제 1400년대의 평균적인 사람이 평생에 걸쳐 습득하는 양의 정보를 하루만에 소비하고 있다.

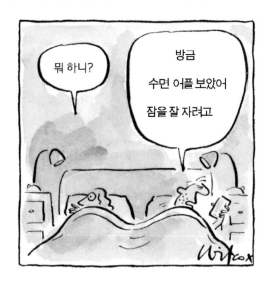

우리가 정보를 소비하는 속도는 우리가 생각하고, 일하고, 생활하는 방식에 많은 변화를 가져왔다. 이제 사람들은 이전 세대가 기억해야 했던 전화번호, 주소 및 기타 주요 정보를 스마트 장치에 의존한다. 스마트 장치 사용에는 다양한 기능과 이점이 있다. 하지만 이러한 기술에 대한 일관된 사용과 의존도는 부정적인 결과를 가져올 수 있다.

　우리 뇌의 왼쪽은 합리적이고 선형적인 사실 찾기 기술을 담당하는 반면, 오른쪽은 직관적이고 상상력이 풍부하며 감정적이다. 우리 뇌의 오른쪽을 활용하지 않음으로써 짧은 집중력, 주의력과 기억력, 정서적 장애를 일으킬 수 있는데 이를 디지털 치매라고 한다.

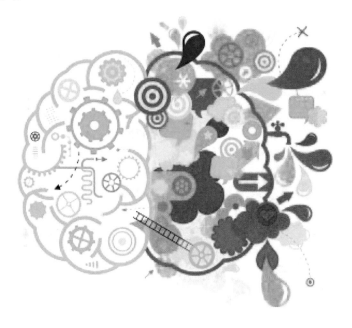

치매는 사고, 기억, 추론과 같은 인지 기능과 행동 능력이 사람의 일상생활과 활동을 방해할 정도로 상실되는 것을 의미한다. 이러한 기능에는 기억력, 언어능력, 시각적 인식, 문제 해결, 자기관리, 집중하고 주의를 기울이는 능력 등이 포함된다. 일반적으로 이러한 증상은 노인에게서 관찰되지만 요즘에는 성인과 심지어 청소년들에게서도 이러한 증상이 증가하고 있다.

　　연구에 의하면 스마트폰을 사용하는 30세의 1/4이 자신의 전화번호를 기억하지 못하였다. 이는 스마트 장치에 의해 생성된 엄청난 양의 정보를 장기 기억으로 전송하는 과정에서 일어난 버그이다. 스마트 장치에 대한 중독을 설명하는 용어인 디지털 치매는 스피처(Spitzer)가 2012년 쓴 책 『디지털 치매(Digitale Demenz)』에서 스마트 장치를 과도하게 사용하면 장기 기억과 같은 뇌 기능 저하로 고통받을 수 있다고 말한 데서 유래되었다.

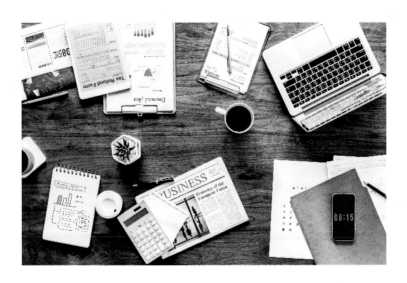

최근 많은 스마트 장치가 보급되면서 우리는 여러 가지 작업을 동시에 처리하는 경우가 많아졌다. 여러 가지 작업을 동시에 처리하는 멀티태스킹은 여러 면에서 좋은 생각처럼 보인다. 한 번에 둘 이상의 작업을 수행하는 멀티태스킹은 이론적으로는 더 생산적이다. 그러나 마로이스(Marois) 등의 연구에 따르면 뇌의 일부가 두 가지 작업을 동시에 처리하는 경우 정보 병목현상을 일으켜 뇌의 한 부분에서 다른 부분으로 가는 정보의 전달을 막는 것을 발견하였다(Neuron, 2006). 밀러(Miller) 등도 인간의 두뇌는 멀티태스킹에 적합하지 않은 것을 발견하였다. 즉, 우리가 단일 작업을 포함하는 결정을 내릴 때 전두엽을 포함한 뇌의 일부가 활성화된다. 그러나 두 가지 작업을 동시에 수행하려고 할 때 우리 뇌의 신경 회로는 간섭으로 알려진 문제를 겪을 수 있다. 이것은 부분적으로, 때로는 뇌의 유사한 영역 내에서 유한한 자원을 놓고 경쟁하는 작업 때문이라고 한다(Psychophysiology, 2015). 와그너(Wagner)도 미디어 멀티태스킹과 작업 기억 및 주의를 포함한 다양한 인지 영역간의 관계에 대해서 10년 동안 연구하였다. 그는 연구에서 멀티태스커는 기억 및 지속적인 주의 작업에서 현저히 낮은 성과를 보여줌을 발견하였다. 그의 다른 연구에서도 지속적인 멀티태스킹이 실제로 우리 두뇌의 경로를 변화시키고 주의 집중 시간이 상당히 단축되어 감성 지능의 저하를 가져오고 동시에 정보를 분류하고 창의적인 작업을 완료하는 데 어려움을 겪게 되는 것으로 나타났다.

우리는 현재 정보 과부하 시대에 살고 있으며 디지털 치매는 이러한 환경이 만드는 부작용 중 하나일 뿐이다. 메신저 경고음 알림 및 산만함의 증가로 인한 스트레스, 피로 및 비효율적인 작업은 디지털 치매를 극복하기 어렵게 만든다. 그러나 디지털 치매를 극복하기 위해서 세상과 단절되어 고립된 삶으로 돌아가고 싶은 욕망은 없다. 따라서 우리는 디지털 생활을 관리하는 방법을 더 신중하게 고려해야 한다.

COVID-19

코로나 바이러스(COVID)의 이름은 라틴어 '왕관'에서 유래한 것으로, 전자현미경으로 코로나 바이러스 외피를 보면 왕관처럼 보인다. 코로나 바이러스의 구성원인 코로나 바이러스-19(COVID-19)는 인간의 뇌에 어떤 영향을 미칠까? 우리는 뇌에 영향을 미치는 유사한 바이러스에 대한 오랜 역사가 있으며 과학자들은 COVID-19가 다른 바이러스와 유사한 특성을 가질 것으로 생각하였다. 즉, COVID-19를 유발하는 SARS-CoV-2도 뇌와 신경계에 영향을 미칠 것으로 생각하였다.

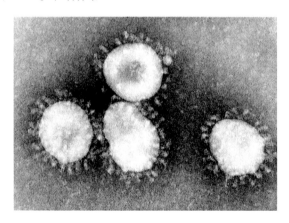

헤프너(Heppner) 등의 연구에 의하면 COVID-19 침입에 매우 민감하고 친화력을 가지고 있는, 즉 COVID-19가 체내로 들어가기 위해 사용하는 열쇠 구멍 역할을 하는 수용체는 후각 뉴런 자체에 의해 발현되지 않지만 상부 비강 주변 세포에 높은 수준으로 존재하는 것으로 밝혀졌다(Nature Neuroscience, 2020).

냄새를 맡을 수 있다는 것은 실제로 복잡한 신경학적 과정의 결과이다. 비강 높은 곳에 위치한 후각 뉴런은 향수에 의해 방출되는 것과 같은 공기 중의 분자 또는 타는 것에서 나오는 연기 입자를 감지한다. 그런 다음 두개골을 통과하는 긴 신경섬유를 통해 이 정보를 모두 이해할 수 있는 뇌의 일부로 전달한다. 그러나 후각 뉴런이 집중되어 있는 상부 비강 주변 세포를 통해 우리 몸에 들어온 COVID-19는 우리의 냄새 기능을 무너뜨리는 염증을 일으킨다. 따라서 대부분의 COVID-19 환자에서 호흡기 증상이 시작되기 전에 두통, 미각 감소 및 후각 상실이 발생한다.

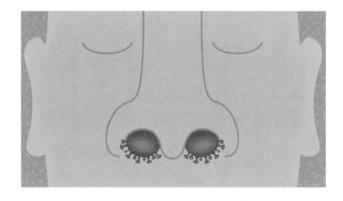

코를 통해 뇌를 침범한 바이러스는 단기 기억과 관련된 해마에 손상을 준다. 이것은 COVID-19 환자에서 관찰된 인지 장애의 원인 중 하나로 여겨지고, 시간이 지남에 따라 인지능력 저하가 가속화되는 이유일 수 있다. 이와사키(Iwasaki) 등의 연구에 의하면 코로나 바이러스가 실험실에서 자란 오가노이드의 뉴런을 감염시키고 감염된 세포의 신진대사를 촉진하여 스스로 복제할 수 있음을 보여 주었다. 동시에 주변의 건강하고 감염되지 않은 뉴런은 산소 공급이 차단됨에 따라 죽었다. 또한 COVID-19로 사망한 환자 3명의 사후 뇌 조사에서 두뇌 피질 뉴런에서 SARS-CoV-2를 발견하였다. 감염된 부위에서는 혈액이 차단되어 생긴 경색이 세 명의 환자에게서 모두 발견되었다(JEM, 2021).

COVID-19는 체내로 들어가 직접적인 질병을 유발하기도 하지만 우울증인 '코로나 블루'를 유발하기도 한다. 코로나 블루는 COVID-19가 확산 및 장기화되면서 사람 간 대면 접촉이 줄어들거나 각종 직업활동 및 구직활동에 장애가 생긴 경우 발생한다고 한다. 우리나라에서도 2020년 한 해 동안 우울증으로 인해 치료를 받은 인원이 사상 최초로 100만 명을 넘어설 것이라는 분석이 나왔다. 따라서 과학자들은 MRI 스캔과 뇌 부피 인지 및 행동 평가를 사용하여 COVID-19가 알츠하이머병과 같은 신경 퇴행성 질환 또는 우울증과 같은 정신 질환에 있어서 그 위험도와 중증도 및 진행을 어떻게 증가시키는지에 대한 연구를 계속하고 있다.

08

커넥톰

　뇌의 다양한 인지 기능은 뇌 영역들 사이의 복잡한 연결을 통해 영역 간 상호작용으로 이뤄진다. 최근 몇 년 동안 자기공명영상(MRI)을 이용한 뇌 스캔을 통하여 두개골을 제거하지 않고도 뉴런에서 뻗어 나온 뉴런의 연결을 시각화하는 것이 가능하게 되었다. 이를 통하여 뇌 연결성을 파악하기 위한 커넥톰(Connectome) 연구가 활발하다.

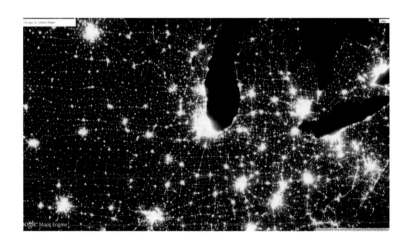

커넥톰이란 뇌를 구성하는 뉴런들의 연결을 종합적으로 표현한 뇌 지도로서 일종의 뇌 회로도라 할 수 있다. 가설적으로 가장 효율적인 커넥톰은 각 신경세포가 다른 모든 신경세포에 연결되는 일대다(1:N) 설계를 따른다. 그러나 이러한 접근 방식은 모든 연결과 기능을 유지하기 위해 많은 공간이 필요하기 때문에 불가능하고 효율성도 떨어진다.

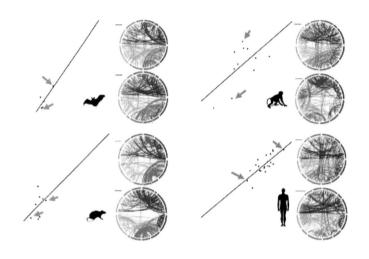

아사프(Assaf) 등은 박쥐부터 기린, 오소리, 소, 인간의 커넥톰을 조사하였다. 그들의 연구 결과에 따르면 한 곳에서 다른 곳으로 이동하는 디딤돌의 수는 거의 동일해 유사한 배선 설계를 사용하였다. 그러나 이 배열을 달성하는 방법에는 약간의 차이가 있었다. 뇌의 두 반구를 연결하는 장거리 연결이 거의 없는 종은 각 반구 내에서 더 짧은 연결을 갖는 경향이 있으며, 인근 지역과 집중적으로 연결되어 있었다. 그러나 인간과 같은 영장류는 장거리 연결을 갖는 경향이 있으며 짧은 연결은 적었다(Nature, 2020).

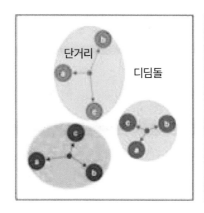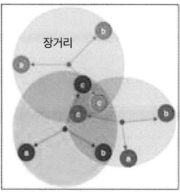

휴벨(Heuvel) 등이 침팬지와 인간의 커넥톰을 비교한 결과에서는 인간의 뇌 연결성이 더 길고 효율적이었다. 그러나 이러한 변형은 잠재적으로 정신분열증 같은 뇌 기능 장애에는 취약한 것으로 나타났다(PNAS, 2019).

2003년 게놈프로젝트를 통해 인간 유전자 지도가 완성된 이후 유전정보는 각종 질병의 진단 및 치료에 여러모로 이용되고 있다. 마찬가지로, 커넥톰 프로젝트를 통해 신경망 지도를 완성하게 되면 유전적 요인만으로 설명되기 어려웠던 많은 신경망 연결 장애의 진단과 치료에도 큰 실마리를 제공할 것이다.

가까운 미래에는 개개인의 커넥톰 분석으로 신경망 이상을 살피고, 시뮬레이션을 통해 특정 신경 질환을 미리 진단하여 환자별

맞춤 치료를 기대할 수 있을 것이다. 하지만 커넥톰은 뇌 기능 이해의 필요조건이지 충분조건은 아니다. 즉 커넥톰은 신경회로망 구조의 조직적 지도일 뿐, 뇌 기능 그 자체는 아니기 때문이다.

09

뉴런과 인공지능

아주 간단한 움직임부터 복잡한 행동까지, 인간의 모든 행동은 우리의 뇌에 의해 조절된다는 것은 이미 잘 알려져 있다. 또한 뇌를 구성하고 있는 수많은 뉴런은 서로 다른 뉴런과 소통하여 신경 기능을 조절하고 있는데, 이 소통은 많은 경우가 화학물질을 매개로 하여 전기신호를 전달하는 형태로 이루어진다. 뉴런에서 분비되는 화학물질은 수상돌기의 막에 박혀 있는 특정 수용체와 결합

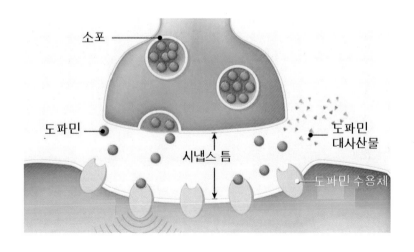

하여 사람의 행동에 영향을 미칠 수 있다. 따라서 뇌에 있는 화학 물질은 신경전달물질로서 우리의 행동을 조절하는 가장 중요한 인자로 알려져 있다.

사랑을 할 때 느끼는 달콤하고 따뜻한 감정은 중뇌 복측 피개 영역(VTA)에 있는 운동과 동기 보상 및 학습을 포함한 중요한 인지 기능을 조절하는 도파민성 뉴런을 깨운다. 이 과정에서 달콤함, 따뜻함 등 잠재적 보상을 인식한 도파민성 뉴런은 도파민이라는 신경전달물질을 분비하기 시작한다.

도파민은 운동 기능, 동기부여, 뇌하수체 호르몬 조절 등의 중요한 기능을 하는 신경전달물질로서 파킨슨 증후군, 약물중독, 우울증, 정신분열증 등의 여러 신경정신 질환에 관여한다. 도파민은 약물중독뿐 아니라 도박, 게임 등의 중독에도 관여하고 또한 음식 중독으로 인한 비만에도 관여하는 것으로 알려져 있다.

최근의 광유전학적(optogenetics) 실험을 통해 조건적으로 뉴런의 전기신호를 조절할 수 있게 됨에 따라 도파민을 통한 행동의 조절, 더 나아가 신경정신 질환을 이해하고자 하는 것은 과학 분야의 중요한 도전 중 하나가 되었다고 할 수 있다.

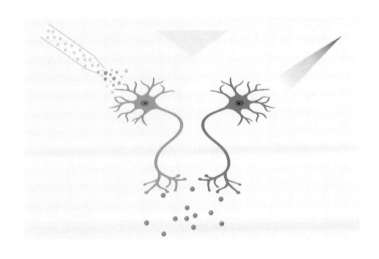

지금까지 도파민성 뉴런이 죽어야 파킨슨병의 증상인 신체 운동 기능에 이상이 생긴다고 알려졌다. 이창준 등은 신경전달물질에 의해 억제돼 도파민을 생성하지 못하는, 잠든 상태의 도파민성 뉴런을 발견하고 이들과 파킨슨병과의 관계를 관찰하였다. 연구팀은 쥐의 도파민성 뉴런을 빛으로 자극하는 광유전학적 실험을 진행하였다. 빛 자극으로 도파민성 뉴런을 잠들게 하거나 깨운 후, 그에 따른 걸음 수 변화를 관찰하였다. 그 결과 정상 쥐의 도파민성 뉴런을 잠들게 하면 걸음 수가 줄어들고, 파킨슨병 쥐의 도파민성 뉴런을 깨우면 걸음 수가 늘어났다. 도파민성 뉴런이 잠들어 있을수록 운동 기능이 저하된다는 사실을 확인한 것이다(Current Biology, 2020).

도파민성 뉴런은 소리나 냄새와 같은 신호를 보상에 연결하거나 훈련된 동물에게 치료를 위해 혀를 내미는 것과 같은 행동을 수행하도록 지시할 수 있다. 도파민성 뉴런이 기능을 못하게 되면 몸의 운동 기능에도 이상이 생긴다. 마스마니디스(Masmanidis) 등은 보상을 매개하는 도파민성 뉴런을 선택적으로 활성화하는 방법을 사용하여 도파민성 뉴런의 행동과 학습에서의 역할을 연구하였다. 먼저 마스마니디스 등은 바나나 냄새가 나고 2초 후에 우유를 주는 방법을 사용하여 쥐가 바나나 냄새와 우유를 연관시키도록 훈련시켰다. 훈련받은 쥐들은 바나나 냄새를 맡자마자, 심지어 음식이 도착하기도 전에 혀를 내밀었다. 이는 파블로프의 개들이 간식을 기대하며 침을 흘리는 것이나 마찬가지였다. 그 후 마스마니디스 등은 바나나 냄새가 나고 우유를 주는 보상 사이에 쥐의 도파민성 뉴런을 억제시켰다. 만약 도파민성 뉴런이 혀를 내미는 행동에 중요한 역할을 하였다면, 쥐가 혀를 내미는 동작이 줄어들 것이라고 생각하였다. 그러나 이 실험에서 쥐가 혀를 내미는 동작은 줄어들지 않았다. 이는 도파민성 뉴런이 쥐의 행동에 크게 관여하지 않음을 의미하였다. 마스마니디스 등의 다른 실험에서는 보상을 줄 때까지 쥐의 도파민성 뉴런을 억제시켰던 쥐들은 혀를 덜 내밀었다. 즉, 보상 후 도파민성 뉴런을 억제하는 것이 보상 전 억제보다 훨씬 더 큰 행동 효과를 나타낸 것이다. 다시 말해서, 도파민성 뉴런의 신호가 없으면 쥐들이 학습한 바나나 냄새와 보상 사이의 연관성이 약해진 것이다. 이를 통하여 도파민성 뉴런의 주요 역할은 실제로 학습에 있다는 것을 알게 되었다(PNAS, 2020).

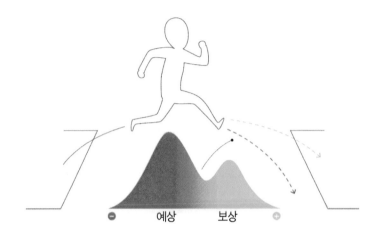

이후 연구에서 예상보다 큰 보상을 받을 때 도파민이 활발하게 생성되고 적은 보상을 받게 되면 도파민이 줄어드는 것을 관찰하게 되었다. 이것은 도파민이 보상과 기대의 차이에 따라 다르게 반응하는 것으로 도파민 신호를 통해 보상 예측 오류가 계산되는 것도 알게 되었다. 또한 딥마인드와 하버드대 팀은 가능한 미래 보상에 대해 뇌가 단일 평균이 아니라 확률 분포로 나타내는지 여부를 조사하였다. 그들은 도파민 방출 제어에서 보상 예측이 동시에 미래 결과로 표현된다는 강화 학습의 증거를 발견하였다(NeurIPS, 2019). 또한 딥마인드 팀은 쥐를 이용한 실험에서 인공지능 알고리즘의 '분산 강화 학습'이 뇌 내부의 도파민 보상 시스템을 모방한다는 증거를 발견하였다(Nature, 2020). 따라서 도파민성 뉴런의 연구는 동기부여와 감정 조절과 함께 수많은 정신 건강 조건부터 인공지능까지 확대되고 있다.

앞으로 인공지능 알고리즘과 뇌의 내부 작동 사이에 이러한 유형의 연결이 더 많이 발견될 것이다. 인공지능이 실제 현실로 다가갈수록 뇌와 인공지능의 연구는 서로를 강화하여 흥미로운 발견으로 이어질 것이다.

그림 출처

I. 앗, 뇌가 보이네

- https://pixabay.com/images/search/brain/
- https://givemehistory.com/ancient-egyptian-medicine
- https://www.ancient-origins.net/artifacts-other-artifacts/edwin-smith-papyrus-0011746
- https://www.semanticscholar.org/paper/An-Early-History-of-Neuroglial-Research%3A-Chv%C3%A1ltal-Verkhratsky/b30310f882e86681094bb88d564cefedddc68748
- https://qbi.uq.edu.au/brain/intelligent-machines/understanding-brain-brief-history
- https://www.researchgate.net/publication/305822898
- https://www.dreamstime.com/wheel-different-times-stone-bench-evolution-image142526759

- https://www.bbc.com/news/science-environment-35438294

- https://sciencesensei.com/the-human-brain-explained-so-a-5-year-old-could-understand/10/

- https://www.scienceforsport.com/neuroplasticity/

- https://sgtalk.org/mybb/Thread-Dolphins-and-Whales-are-More-Intelligent-than-Humans

- https://vivadifferences.com/understanding-cerebrum-vs-cerebellum/

- http://www.medicalexhibits.com/details.php?return=exhibits&exhibit=09079-26&type=exhibit&searchfor=

- https://www.researchgate.net/publication/297684812

- https://www.mayoclinic.org/diseases-conditions/ataxia/multimedia/cerebellum-and-brainstem/img-20007645

- https://theconversation.com/dopamine-fasting-an-expert-reviews-the-latest-craze-in-silicon-valley-127646

- https://theconversation.com/dopamine-fasting-an-expert-reviews-the-latest-craze-in-silicon-valley-127646

- https://opened.cuny.edu/courseware/module/22/student/?task=5

- https://www.merckmanuals.com/home/multimedia/figure/neu_viewing_the_brain_b

- https://www.insightec.com/us

- https://www.frontiersin.org/files/Articles/66969/fphar-04-00140-HTML/image_m/fphar-04-00140-g001.jpg

- https://www.nature.com/articles/s41598-020-75253-9/figures/1

- https://www.thelancet.com/journals/lanpsy/article/PIIS2215-0366(20)30002-X/fulltext

- https://pixabay.com/images/search/brain/
- https://www.frontiersin.org/articles/10.3389/fphys.2018.00518/full
- https://www.frontiersin.org/articles/10.3389/fnana.2014.00123/full
- https://www.cognifit.com/brain-plasticity-and-cognition
- https://medium.com/helyx/music-and-brain-chemistry-879dee98d60d
- https://www.spiegel.de/gesundheit/diagnose/epilepsie-eegs-von-bewusstseinsstoerungen-werden-oft-fehlinterpretiert-a-912676.html
- https://www.researchgate.net/figure/fMRI-images-obtained-during-the-preshot-routine-of-a-beginner-and-b-professional_fig3_237769364
- https://www.canstar.com.au/health-insurance/brain-training-apps/
- https://www.claudiaboerscoaching.com/blog/2019/8/14/the-essential-differences-between-rumination-and-reflection
- https://www.pnas.org/content/112/28/8567
- https://news.harvard.edu/gazette/story/2018/04/harvard-researchers-study-how-mindfulness-may-change-the-brain-in-depressed-patients/
- https://www.myhealthexplained.com/diabetes-information/diabetes-videos/insulin-resistance

- http://www.nutridesk.com.au/insulin-resistance.phtml

- https://www.sciencedirect.com/science/article/abs/pii/S0045206819307072

- http://www.medicalexhibits.com/details.php?return=demonstratives&exhibit=06015_02XN&type=exhibit&searchfor=AP

- https://in.pinterest.com/pin/637470522229702042/

- https://www.greencuisinetrust.org/carbs-in-a-nut-shell/4594624836

- http://www.chemgapedia.de/vsengine/vlu/vsc/en/ch/12/oc/vlu_organik/c_acid/fettsaeuren.vlu.html

- https://www.visionlearning.com/es/library/Biologia/2/Lipids/207

- https://www.eufic.org/en/whats-in-food/article/the-importance-of-omega-3-and-omega-6-fatty-acids

- https://cbqmethod.com/nicotine-withdrawal-symptoms/

- https://letstalkscience.ca/educational-resources/stem-in-context/can-chocolate-make-your-brain-work-better

- https://www.bmj.com/content/341/bmj.c3666

- https://www.pinterest.de/pin/103723597653522291/

- https://genesandinheritancr.files.wordpress.com/2011/09/images.jpg

- https://cordis.europa.eu/article/id/411682-the-breakdown-of-clumped-tau-proteins-to-cure-alzheimer-s-disease

- https://pixabay.com/images/search/brain/
- https://journals.plos.org/plosone/article/figure?id=10.1371/journal.pone.0114606.g001
- http://cellularscale.blogspot.com/2012/03/seeing-cells-nissl-and-golgi-together.html
- https://qbi.uq.edu.au/brain/brain-anatomy/what-neuron
- https://neurosciencestuff.tumblr.com/image/46178219193
- http://backyardbrains.de/experiments/neuropharmacology
- https://www.frontiersin.org/files/Articles/431914/fnana-13-00003-HTML/image_m/fnana-13-00003-g005.jpg
- https://www.dana.org/article/qa-neurotransmission-the-synapse/
- http://molneuro.kaist.ac.kr/contents/sub/sub02_1.php
- https://www.frontiersin.org/files/Articles/548210/fnsyn-12-00029-HTML/image_m/fnsyn-12-00029-g002.jpg
- https://destepti.ro/neuronul-rosehip-o-descoperire-a-anului-2018-un-nou-pas-in-intelegerea-unicitatii-inteligentei-umane
- https://www.researchgate.net/figure/Molecular-mechanism-involved-in-the-b-amyloid-cascade-hypothesis-of-Alzheimers-disease_fig3_271709632
- https://cen.acs.org/articles/91/i11/Getting-Alzheimers-Early.html
- https://www.sciencemag.org/news/2015/09/alzheimer-s-protein-

contagious

- https://www.alzheimersresearchuk.org/blog/untangling-tau-in-the-brain/

- https://www.the-scientist.com/news-opinion/c-elegans-healthier-without-longevity-gene-66166

- https://science.sciencemag.org/content/348/6233/399?rss=1

- https://www.quantamagazine.org/why-the-first-drawings-of-neurons-were-defaced-20170928/

- https://citeseerx.ist.psu.edu/viewdoc/download?doi=10.1.1.997.5252&rep=rep1&type=pdf

- https://onlinelibrary.wiley.com/doi/10.1002/glia.22683

- https://www.researchgate.net/figure/Exosomes-in-intercellular-cross-talk-involving-CNS-cells-The-schematic-representation_fig1_335399446

- https://cen.acs.org/magazine/97/09714.html

- https://www.solevowellness.com/marijuana-multiple-sclerosis/

- https://wellnessoptions.ca/brain-inflammation-remotely-controlled-by-gut-microbial-product.html

- https://www.the-scientist.com/features/what-do-new-neurons-in-the-brains-of-adults-actually-do--67459

- https://alleninstitute.org/what-we-do/brain-science/news-press/articles/5-unsolved-mysteries-about-brain

- https://www.forbes.com/sites/cognitiveworld/2020/03/19/can-ai-help-with-autism-diagnosis/?sh=46ca84ab64a3

- https://www.scientificamerican.com/article/organoids-reveal-how-human-forebrain-develops/

- https://erc.europa.eu/projects-figures/stories/cerebral-organoids-innovative-treatment-neurological-disorders
- https://www.nature.com/articles/s41592-020-01026-x

- https://pixabay.com/images/search/brain/
- https://www.sciencedirect.com/science/article/abs/pii/S0149763415301068
- https://www.cell.com/current-biology/comments/S0960-9822(17)31240-X
- https://www.brainfacts.org/in-the-lab/tools-and-techniques/2018/the-curious-case-of-patient-hm-082818
- https://sites.google.com/site/thegeneticgeographyofthebrain/the-brain
- https://medium.com/@iDoRecall/the-neuroscience-of-learning-memory-part-i-fcf79a479615
- https://www.opencolleges.edu.au/informed/features/neurogenesis-exercise-not-learn/
- http://www.neuwritewest.org/blog/the-tug-of-war-of-memory
- https://ddcolrs.wordpress.com/2020/10/29/remembering-requires-forgetting/
- https://www.pinterest.co.kr/pin/13510867601955573/
- https://www.mpg.de/7426068/F001_Focus_020-026.pdf
- https://www.mpg.de/7426068/F001_Focus_020-026.pdf
- https://www.pnas.org/content/109/17/6390
- https://can-acn.org/unlocking-the-mysteries-of-the-brain/
- https://www.eneuro.org/content/5/3/ENEURO.0193-18.2018

- https://time.com/3183183/best-time-to-sleep/
- https://www.researchgate.net/figure/The-sleep-homeostasis-hypothesis-SHY-SHY-predicts-that-synapses-undergo-a-net-increase_fig1_332088774
- http://overthebrainbow.com/blog/2018/2/12/the-science-of-sleep
- https://www.pinterest.co.kr/pin/541557923924809294/
- https://in.pinterest.com/pin/40321359151343612/
- https://www.collinpiprell.com/tag/digital-dementia
- https://farthertogo.com/why-right-brain-left-brain-is-wrong-headed/
- https://www.success-trek.com/the-hidden-problems-with-multi-tasking/
- https://www.browndailyherald.com/2020/02/03/coronavirus-prompts-brown-travel-advisory-china/
- https://www.theguardian.com/science/2020/dec/05/anosmia-how-covid-brought-loss-of-smell-centre-stage
- https://cityu-bioinformatics.netlify.app/too2/new_pheno/brain/
- https://www.every도파민성yhealth.com/dopamine/
- https://blog.addgene.org/chemogenetics-vs-optogenetics-which-method-should-i-choose
- https://venturebeat.com/2020/01/15/deepmind-dopamine-protein-folding-ai/